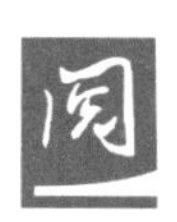

阅读成就思想……

Read to Achieve

写作即疗愈

用文字改写人生

［美］埃利森·凡伦（Allison Fallon）◎著

俞强◎译

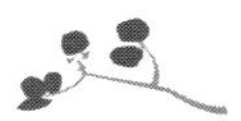

The Power of Writing It Down

A Simple Habit to Unlock Your Brain and Reimagine Your Life

中国人民大学出版社

· 北京 ·

本书赞誉

我经常和一些想要写自己的故事的人交谈，但是他们大多数人最终都没有付诸行动。他们需要找到一些东西来促使他们开始动笔，其实他们所需要的很简单，那就是一点点指导，加上大量的灵感以及相信自己就是一位作家的信念。本书恰好提供了所有这些需要，甚至还有更进一步的内容。如果你想写作，但又不确定从何处开始，那么可以好好读一读这本书。

鲍勃·戈夫（Bob Goff）
《纽约时报》畅销书作家兼首席领读人

在我的生命中，没有什么能比写下我自己的故事对我更有帮助了。当你写下自己的故事时，你就会告诉自己这对你来说意味着什么，为什么它会对你如此重要。但是，写下你自己的故事确实不容易。《写作即疗愈》将告诉你怎么开始写自己的故事。

唐纳德·米勒（Donald Miller）
《让生意变得简单》（Business Made Simple）的作者

我相信《写作即疗愈》将帮助许多人从文字中获得力量。在埃利森·凡伦扎实而友好的指导下，大家可以了解到为什么需要以及如何提高自己的写作水平。请相信我，文字可以改变一切。

安妮·博格尔（Anne Bogel）

《不要过虑》（*Don't Overthink It*）的作者

埃利森·凡伦是一个充满魅力的人。她淳朴、优雅，而且成就非凡。她对可以拓展自己能力的事情总是抱有极大的兴趣，并且会用心地为别人提供帮助。埃利森是一个伟大的人，她愿意把自己学到的知识和经验分享给别人，来帮助他们寻找新的方法去追求卓越的人生。

斯科特·汉密尔顿（Scott Hamilton）

作家、奥运会金牌得主

自我认识埃利森以来，她一直在努力让我相信我就是一位作家。但是，我仍然对此表示怀疑。不过，如果有人能教我写点什么，那这个人一定非他莫属！如果你也在怀疑自己是不是作家，那她完全可以让你也开始写作。你要做的就是认真阅读本书。

埃米·布朗（Amy Brown）

《博比·博恩斯秀》的联合主持人

《和埃米·布朗一起做四件事》节目主播

埃利森拥有一种罕见而独特的天赋，她可以通过文字帮助别人重新发现并分享自己内心重要的心声。作为一名心理健康领域的专业人士，我非常高兴她为让大家理解写作对人的心理健康的益处所投入的时间和精力。我亲眼见证了她的转变，看到她的力量和智慧在这个场域中的闪耀。

迈尔斯·埃德考克斯（Miles Adcox）

Onsite的首席执行官

埃利森的《写作即疗愈》正是我们当下所需要的。在这本书中，她将优雅的文笔和实用的写作技巧完美地结合在一起。她牵着你的手，将你领入了一条人生道路，在这条路上，你将会学着改变生活，并且去实践终身写作。我认为没有人比她更有资格在这个过程中成为你的向导，帮助你建立新的习惯，并为你的生活开辟新的道路和可能性。

汉娜·布伦切（Hannah Brencher）

《勇往直前》（*Fighting Forward and Come Matter Here*）的作者

《写作即疗愈》这本书向我们揭示了一个奥秘，那就是为什么写作对每个人都如此重要，并且激励我们去写作。我非常荣幸与埃利森合作过多次，每一次我都会受到极大的挑战和鼓励，促使我不断地努力写作。本书提供了一个重要的框架，让我们每个人都能意识到自己有一个故事要讲出来，并且还能帮助我们提升讲故事的技能。在这里，我要对所有的作家或未来的作家说：这是一本你一直期待的书，它是你写作的向导，它关心你，也值得你依靠。

金·格拉韦尔（Kim Gravel）

企业家，电视明星

在读了《写作即疗愈》的前面几段话后，我感觉到自己的内心被埃利森看到了，被理解了，甚至变得充实了。她将移情和通感与实用工具结合起来，可以帮助你获得成长。我相信来自各行各业不同背景的人都会从中找到对自己有价值的内容。

乔安娜·沃特福尔（Joana Waterfall）

Yellow 公司创始人

我一直都想和大家分享一个故事，但真要写一本书似乎又让人望而却步。当我拿到一本书的合同时，埃利森帮我克服了这种畏惧感，并把整本书的写作过程分解成了可管理的几个步骤。不知不觉中，我就完成了那本书的写作。她在《写作即疗愈》中概述的写作过程，正是使我成为作家的过程。我推荐你好好阅读一下这本书。

凯特琳·克罗斯比（Caitlin Crosby）

The Giving Keys 的创始人兼首席执行官

说实话，正是《写作即疗愈》这本书救了我的“命”。埃利森帮助我从恐惧症和长期疲劳的困境中走了出来，指导我完成了她在本书中描述的写作过程。通过这些写作步骤，我感觉自己又“活”了过来，我知道你也会像我一样脱胎换骨。

梅洛迪·迈尔斯（Melody Miles）

Soulcation 的作者和创始人

在《写作即疗愈》中，埃利森为我们提供了一条通过写作来见证我们生命成长的路径。她的智慧、实用的建议和充满鼓励的话语为读者提供了开始写作所需的动力，并能帮助他们找到自己内心独特的声音，过上更充实的生活。埃利森告诉我们，每个人都有一个故事要讲，每个人的故事都很重要。

埃米·J. 布朗（Amy J. Brown）

Take Heart 节目的联合主播

目录

01

借用文字的力量对抗精神焦虑

写作可以帮助我们倾听和理解内心的声音。

The Power of Writing It Down

A Simple Habit to Unlock Your Brain and Reimagine Your Life

大多数人在一生之中都没有真正表达过自己。我们有故事，有想法，有关于未来的梦想，有自己的愿景和人生蓝图，我们希望在这个物质世界里自由地生活和呼吸。但是，我们从来不会让它们流露出来；相反地，我们默默地教导自己要安静地坐下来，要遵守规则，要更加理性，要恪尽职守，要保持平和。那么，阻止你试图表达自己的代价是什么呢?

最直接的代价就是你对自己身体的感觉。这可能是一种普遍的恐惧感或无聊感。这是一种你不想从床上爬起来好好过一天的感觉。当然，你还是会起床的。不管怎么样，你总是会起床的。你是一个自律的人，拥有良好的职业道德，最重要的是还有人指望着你呢！你不能让他们失望。但是，在每一天结束的时候，甚至在每一天开始的时候，你都会有一种奇怪的、隐隐约约的感觉，觉得有些事情不对劲。在这里，我们把这种感觉称为“精神焦虑”。

之所以称之为“精神焦虑”，是因为在一大堆看上去似乎非常合理和普通的事情中它通常显得不太有意义。你的生活还不错，相比他人，不好不坏。你告诉自己，你是很聪明的。你有自己的人生规划，有一条踏实有效的人生成长之路，你最好的选择就是坚持到底。因此，你忽略了内心深处发出的关于事情不太对劲的温馨提示。你提醒自己，在这个世界上，还有很多人面临着更糟糕的问题。你告诉自己，你最需要的是调整自己的人生态度。除此之外，你别无他求。也许，你应该列出一张你要感恩的人和事情的清单。对你而言，这是一件完全合理的、有分寸的、负责任的、表明你思想成熟的事情。但是，如果你真正需要做的是你还没有完全弄清楚的事情，那会怎样呢？

既然你手里正拿着这本书，我想让你和我一起思考一下下面这些问题。如果“精神焦虑”与不良的人生态度无关，你该怎么办呢？如果这对你而言压根儿就不是一个问题，你又会如何呢？如果这并不意味着你出了什么问题，你怎么想呢？如果“精神焦虑”更像想引起你注意的一条信息，你会怎么办呢？如果它在请求你对它说些什么，给它起个名字，你应当如何呢？如果它想发声，你会怎么做呢？如果你不听，它就不停地说，你又该怎么办呢？

我猜你可能会这样想：好吧，没关系。我可以学着接受这一点。其实也没那么让人不舒服。我只是需要让自己忙起来，这样我就不会太注意它了。在晚上，当情况最糟的时候，我会看看电视，喝几杯酒。这招总是很管用。当这种“精神焦虑”更严重的时候，我会抽点烟，或者吃几颗药，又或者在睡觉前看点助眠的片子。我们都有无数个办法来阻止自己去倾听自己内心的声音。

我们这样做是有原因的。因为一开始就坐下来倾听自己内心的声音，会让人非常不舒服。这会让人感到困惑，有时甚至会让人觉得很愤怒。这种“精神焦虑”感觉就像在美好生活的跑道上发生了不必要的绕道而行。当我们倾听它告诉我们的事情时，它似乎在暗示一些可怕的、违反直觉的，或者是完全荒谬的事情。相较于喝酒和看电视，我们要试着找出为什么这个声音会敦促我们去做某些让我们面临更大困难的事情。比如说，我们内心的声音会催促我们辞职，或者给一份长久的友谊设置一个新的边界，又或者是让我们离开一个已经平安度过几年甚至几十年的稳定安全的环境。

我们很少能合乎逻辑地表达出内心的想法，即使我们能做到这一点。我们内心给我们提示的语言文字和它建议我们下一步要做的事情也会让我们震惊不已。即使我们有勇气去关注，我们又该如何去对待由此产生的不安呢？

因此，我们选择不去倾听，而是试图摆脱这种"精神焦虑"。我们的生活中充满了无穷无尽的有趣的和令人兴奋的事情，把这些事情发布在 Instagram 上，看起来是一个不错的主意，这会给我们带来大量的赞美和关注。

"你真是个好妈妈！"

"又拿了一个奖！哇哦！恭喜你！"

"你真是太励志了！"

"多么美妙的假期！"

但是，在我们的内心深处，任何赞美或关注都没有什么意义，因为它们都落在了错误的地方。这些都会让我们从主要的事情上分心，从我们的内心要做的事情上分心。这些都使我们与自己内心的声音脱节了，而这些来自我们内心的声音却是我们所能拥有的最重要、最有价值、最丰富和最令人满足的东西。

到目前为止，如果我写的内容对你来说毫无意义，那我想你肯定是不会喜欢这本书的。但如果我在这里写的东西引起了你内心深层次，甚至是你还不太理解的内心层次的共鸣，那就请和我一起坚持下去。我要教你一个非常简单、容易操作、完全免费的方法，你可以用它来帮助自己找到内心的声音。如果你这样做了，你就可能重新找回自己的生活。

文字的力量

文字的力量非常强大。实际上，我想说的是，文字的力量是我们在这个星球上拥有的最强大的力量之一。这就是创世神话中说创造宇宙天地的神仅仅用语言就把世界创造出来的原因；这就是这个数十亿美元的行业（自助）使用积极的正面思维（阅读文字）来帮助我们感觉更好、看起来更好，使我们的生活更美好的原因；这就是我们高度重视马丁·路德·金（Martin Luther King）、C.S. 刘易斯（C.S.Lewis）、约翰·斯坦贝克（John Steinbeck）、特蕾莎修女（Mother Teresa）和成千上万其他领袖人物的言论的原因。

这就是我们在像婚礼这样的重要场合要宣读誓词，在朋友的生日和其他纪念日时给他写贺卡的原因；这就是对路过的司机大声说脏话会被认为是一种侮辱的原因；这也就是我的一个朋友每天上班前都会给他妻子发一条信息的原因。他告诉我，他想让自己的妻子知道，他爱她有多深。这就是语言和文字的力量。

语言和文字还可以引发一场革命，而且可以向迫切需要的人传递一个至关重要的信息。只需要一句话，我们就能平息自己和我们深爱着的人的内心恐惧。语言和文字可以改变一切。

他不会成功的。

她只是个女孩子。

你真美。

我再也受不了了。

我们会没事的。

语言和文字也是一切，然而我们大多数人并没有充分发挥它们的潜力，也没有发挥出它们的最大优势。我们要记住，语言和文字是我们创造自己渴望的生活最有力的工具。然而，它们往往也是我们利用最不充分的资源。那么，我们为什么不利用语言的力量为我们自己、为我们的邻居、为我们的孩子创造出我们梦想的生活和世界呢？

你正在寻找的改变

花一分钟时间好好想一想，在你的生活中或在这个世界上，你想要改变的事情是什么。也许，它们是一些相对肤浅的、意义不大的事情。比如说，你想减掉 10 磅[①] 的体重，你想加薪，或者你想开始更为规律地使用牙线。也许，还有一些更高大上的事情。比如说，你想实现自己的梦想或愿景——搬进新家，找到理想的工作，创立自己的公司或组建自己的家庭。

也许，你想要改变的事情就是你生活中“出了问题”的那种感

① 1 磅 ≈0.454 千克。——译者注

觉。比如，每天早晨你都在一种轻微的焦虑感中醒来，你希望自己能更加平静。这也许是你在某段恋爱中的感觉。每次你试着和你的配偶说话，或回家过圣诞节，或试着重新回到约会场景时，你都会感到同样深深的恐惧。你希望它能有所不同。但是，无论你怎么做，它都不会改变。

也许，你不会对自己想要改变的生活念念不忘。也许，对你而言，你考虑得更多的是我们如何治愈自我和改变我们生活在其中的世界。也许你关注的话题是网络欺凌、毒瘾、校园枪击、种族歧视或男女薪酬差距。在这个世界上，有很多问题需要解决，也有很多变化需要我们去关注。

无论你想看到你的生活或你生活其中的世界发生了什么变化，你都需要理解改变的冲动是人的本性。成长和变化的动力是自然的和不断进化的。你很难找到一个不想改变自己、不想改变自己的身体和生活的人。

当你回想起上次你试图改变自我，改变自己的身体和生活的情景时，你会发现这种改变非常不容易。事实上，我们虽然投入了大量的精力和努力去改变，但是没有看到太多的效果。当你回想上次你尝试改变的时候——我是指真正改变对你很重要的事情，问问自己，在新的行为模式成为你的固有模式时，你重复了多少次老的行为模式。数百次？花了好几年时间？感觉像一辈子？或者你根本就没有改变这种行为模式。

想想看，有多少次你开始了一个新的节食减肥计划，或者在新年伊始向自己承诺新的一年要常去健身房，结果到了年末，你仍然保持着原来的体重和行为习惯。这就好像你在同一个街道走了一遍又一遍。你可能认为自己正在朝着一个新的方向前进。在某些情况下，你可能还会觉得你实现了一定的目标。然后，你蓦然发现，之前路过的那棵老树又出现在眼前了。

我经常听到人们使用一个词——陷入。我陷入了一成不变的生活，陷入了一段破碎的恋情，陷入了一种自我毁灭的模式，陷入了一份让我感到万分痛苦的工作中，陷入了一个让我讨厌的城市，陷入了一个毫无价值的、无关紧要的世界……

这是为什么呢？是我们懒惰吗？是我们没有遵守纪律吗？是我们不像自己认为的那样努力去改变吗？我认为这一切都不是真正的原因。虽然这些通常会使我们处在一个令人沮丧的过程中，一直在原地打转，但是我们要知道缺乏进展并不是因为我们不努力。事实上，我已经阅读了大量这方面的研究资料，我可以信心满满地告诉你，我们陷入消极模式并不是因为我们的意志力、纪律、善意或我们的职业道德。它和我们的大脑思维密切相关。

人类的大脑是一个为了人类生存而设计出来的超凡器官。虽然我不是神经科学家，但是我对这个问题做了很多研究。简单来说，我们的大脑已经掌握了自动化行为的技能，使我们的行为尽可能地简单。我们可以这样想：当你做出一个动作，甚至产生一个想法时，一个微小的信息就会从一个脑细胞传送到另一个脑细胞。这就像有一个信使在说“这就是我们倒垃圾的方式”，或者“这就是我们对你岳母的看法”。

这条信息传送的路径被称为神经通路。信使走这条路的次数越多，就会变得越疲惫。所以，当这个小小的“信使”已经在这条路上走了 100 次、1000 次或 10 000 次时，它就会变得非常疲惫，以至于你的大脑在你倒垃圾或评判你的岳母之前都不需要停下来思考了。实际上，它就是这么做的。你可能很容易意识到这种倾向，因为你拥有一种奇怪的能力，那就是你会开车去一个你10年前住过但已有很多年没再去的地方，或者记起一个朋友曾经用过的电话号码。这就说明，你的大脑已经使这种行为自动化了。

从进化的角度来看，这是非常棒的事情。谁愿意浪费时间去思考如何刷牙，或如何做妈妈拿手的巧克力曲奇？谁需要每次见到一个人就去回忆对他的感觉？当我们有更重要的事情要做时，没有人会有时间或精力去做那些事情。

但是，从那些试图改变、成长或超越他们的过去、他们的家庭或他们祖先所犯的错误的人的角度来看，这就是为什么我们经常感到自己撞上了老习惯或旧"惯例"。这并不是因为我们懒惰或者不自律，而是因为我们实际上正在与很久以前刻在我们大脑深处的脑回路做斗争。你可能真的想改变你的人生道路，但是你大脑里的小信使却说："不，谢谢！我知道该怎么走。"

你不需要马上就去了解所有关于大脑是如何工作的神经科学或心理学知识。你需要明白的是，你有一把钥匙可用来打开你大脑中的秘密，跳出那些旧的轨道，当你意识到旧的轨道不能再引领你去你想去的地方时，你就需要另辟蹊径了。在这本书里，我不仅会告诉你为什么写作可以帮助你做到这一点，还会告诉你写作如何教你打破旧习惯、改变旧路径，找到一条新的前进之路。

更重要的是，你需要知道你内心深处的感觉，在那里尽管没有充满欢乐和自信的生活，但是有着你所能想象到的一切富足。这不是不可能的。这是你力所能及的。你所寻求的改变是：更平静、更令人满意的浪漫的恋爱关系；相互支持的友谊；有信心去追求你想要的和需要的东西，而不用感到歉疚；让你的生活充满真正的幸福——其实，这些东西就在你的指尖上。

当然，问题是，你如何逃离那个困住你的地方，去往一个充满幸福的地方呢？在这本书里，我将教给你一个简单的、完全免费的方法，任何人都可以用它来获得他们想要的更多的幸福生活。

你可以不用一直在原地打转了。而且，这并不需要你投入更多的意志力，也不需要你更自律，甚至不需要你花更多的时间。

怎样才能做到这些呢？那就是“写作”，通过这种极其简单的练习，你就可以做到，这简直不可思议。

我们为什么要写作

大多数人都不喜欢把事情写下来。我们往往觉得写作只属于一群特别有才华或受过专门训练的人，而我们却不是他们当中的一员。当然，这毫无道理。你每天都要写一大堆短信、电子邮件、购物清单、生日贺卡、Instagram 标题、Facebook 信息、推文，还有其他乱七八糟的东西。

写作并不是专属于某一类天才的精英式活动。写作是一种交流、是自我发现、是创造、是灵性活动和自我表达。写作是我们用来寻找和练习理解内心声音的基本方法。很显然，写作也是人类的一种冲动。你究竟为什么要将自己排除在这种写作实践之外呢？

以往，我们出于某种原因始终坚持一个奇怪的观念，即认为写作仅仅是为某些人准备的，是其他人无法企及的。即使我们想要或必须要写一些东西，比如工作报告、Instagram 标题或纪念卡片，我们也会感受到一种来自内心的抗拒，不愿意坐下来，拿起笔，在一张纸上真正地写点东西。为了不写，我们甚至可以做任何事情。

与此同时，有关研究表明，每天只写 20 分钟，连续写四天，就可以显著改善你的情绪。你可能会想："20 分钟？时间也太长了吧。"

时间真的很长吗？还是因为你对写作这种交流方式心存抗拒呢？当然，你从早到晚肯定会安排各种重要的事情。如果你有一份工作，或者要履行家庭责任，关心你生活中的人，想把时间投入其中，尤其是如果你的主要任务是照顾小孩，那么在这种情况下，你的日程通常会被安排得满满当当的。但这又如何呢？

虽然这 20 分钟对你来说已经很长了，但请耐心听我解释一下。花 20 分钟做一些事情，比如写下你内心最深处的想法和感受，能够让你做其他事情变得更容易吗？如果这可以帮你轻松地拒绝一个你不想去的应酬——因为你现在已经忙得团团转，你并不想去，或者因为你要迟到了，又或者因为你根本就不想和这个等你的人待在一起浪费时间，那你会怎么做呢？

如果每天写作 20 分钟可以让你晚上更容易入睡，使你不再躺在床上睡不着，睁着眼睛，为这个月如何支付账单，或者你的大孩子今年是否会去踢足球，以及你将如何管理一个新生儿的日程而感到恐慌，那你又会怎么做呢？

如果写作能让你更容易、更清晰地表达出你需要伴侣做的事情，而不会激怒他 / 她，这样你就可以在你已经尝试了太多次的谈话中取得进展，那你会怎么做呢？

如果写作能让你的生活变得更轻松，因为它减少了你的焦虑，让你摆脱了那些短暂的抑郁时刻，开阔了你的视野，提升了你的信心，增强了你的免疫系统，甚至让你不太需要去看医生了，那你会怎么做呢？如果它能让你明白什么对你才是真正重要的，让你觉得你的生活有目标了，那你会怎么做呢？如果 20 分钟真的能让你一周增加数小时的时间并感觉精力更充沛，那你又会怎么做呢？这些是否值得你去做呢？

如果你对此依然持怀疑态度，或者如果 20 分钟对你来说仍然很长，那好吧，实际上并非只有你这样认为。你可以从五分钟开始，或者从两分钟开始，又或者从在一张纸上潦草地写下一个字开始。给自己写一封小小的情书，或者写一个丢到海里的漂流瓶。如果还是不行，那还有最后一招，就是打电话向别人求助。你可以从你所拥有的东西开始，然后看着它在收益递增的规律下成长为一个比你想象的要大得多的东西。数据显示这完全可行，以我的经验来看，这也是行得通的。

你付出的越多，你得到的回报就越多。写作对我们有很多帮助。

1. 只有说出我们的经历，我们才能更充分地理解它。
2. 用语言描述我们想要创造的未来，这样它就不会让人感觉模糊，而是开始变得可以实现。
3. 在我们正在经历的现在和我们想要创造的未来之间建立一座桥梁（神经通路）。

4. 用过去的经历来治愈我们和培养我们的韧性。
5. 从正确的视角来看待生活中大大小小的挑战。
6. 为老问题找到全新的解决方案。
7. 建立我们的自信。
8. 增强我们的工作记忆能力和整体认知能力。
9. 培养更多的满足感和感恩之心。
10. 为我们的决策提供清晰的思路。
11. 提高我们对恋爱关系的满意度。
12. 增强我们的免疫系统，帮助我们睡得更好。
13. 对抗和抑制焦虑、压力和抑郁。
14. 把我们周围善意的和批评的声音过滤掉，这样我们才能最终理解自己的想法。

你不必非得觉得自己像一位作家，才能把写作当作一种方法。任何人都可以把写作当作一种方法，开始体验更多的生活的意义和快乐，突破之前的局限，开始为世界创造积极的改变。这本书将教会你如何去做。

我们为什么不敢表达

我创立了一家名为“寻找你内心的声音”的公司，这家公司的宗旨就是帮助那些不知道从哪里开始写作的人。“寻找你内心的声音”包括找到你的力量、你的代言、你从无到有创造东西的能力、你在生活中或周围的世界中发起改变的深层次能力。找到你内心的声音意味着你开始更清楚地认识自己——你是谁、你为什么而来，并且有力量和信心开始在现实世界中成为那个梦想中充满能量的自己。

在这个旅程中，你有无限的资源可以使用。有关研究表明，瑜伽、舞蹈、呼吸训练、灵修、祈祷、音乐、写作、理疗以及各种创伤治愈疗法和身体疗法等都非常有效。但是，这恰恰就是我决定专注于写作这个方法的原因。

首先，我经常遇到一些人，他们声称自己喜欢写作或想要写作，但总有些东西阻碍了他们。有时候，他们会产生写书或者写一个梦寐以求的剧本的想法。有时候，他们想写的内容就像 Instagram 上的标题一样简单。“我想分享这张照片，但我不知道该写些什么。”一位朋友这样告诉我，他总是能和我说一些颇有见地的话。

为什么写一个 Instagram 的标题就会让我朋友觉得分享照片更困难了呢？是什么让她不愿分享自己的想法呢？是什么让我们远离了那些将我们与自己、与我们所爱的人以及与我们周围的世界联系在一起的语言和文字呢？

你可能会觉得这听起来有点戏剧化，因为我们说的是 Instagram 的标题。你是对的。但在我看来，Instagram 的标题代表了一种非常常见的悲剧性模式：我们想表达出一些东西，但是我们却克制了这种表达行为。这是为什么呢？

我们有可能通过文字完全充分地表达自己吗？我认为答案是肯定的，这就是我写这本书的原因之一。

其次，尽管有各种媒介和方法能够帮助我们找到自己内心的声音，但我们大多数人仍然不知道如何真正地使用这些媒介和方法。

我们可能想找到自己内心真正的声音。我们可能会发现自己在思考如何能向这个世界提供一些我们还没来得及表达的东西。我们大多数人都在摸索，想知道我们到底应该做些什么才能找到正确的方向。一旦涉及像在世界上给自己定位这种重要而又难以捉摸的事情时，我们又该如何取得进展呢?

本书将会帮助你回答这个问题，并且它提供的答案非常简单，那就是写作。这是一个切实可行的、很容易做到的、非常有效的方法，你可以使用它来完成一项你感觉根本就不简单或者不可行的任务。

最后，写作是我的爱好，是我的专业领域。这是我能为这个世界所做的贡献。通过这本书，我试图表达出我对这个世界的看法。写作就像我们所有的独特表达方式一样，给人们的感觉也是既太小又太大。这就是我所能奉献给大家的礼物。因此，我怀着一颗谦卑的心，把它献给大家，而不去评判它到底是否足够好。

在过去10年里，我和许多作家合作过，帮助他们把自己的文字写在纸上。我的公司之所以成立，是因为我在写第一本书的过程中遇到了挫折，这使我看到了成立一家帮人们写作的公司的必要性，我将在接下来的几章中为你详细讲述这个故事。这些年来，这家公司不断地成长，已经发展得超乎我的想象了。现在，它有一个成熟的团队和一个作家社区。这些作家就和你我一样，他们知道自己有话要说，但是还不确定应该怎么说出来。

我们举办工作坊，开设播客，每周发送写作提示，提供写作日志和练习簿——所有这些都旨在帮助人们从写作的困境中解脱出来，从而也从生活中解脱出来。他们中有些人很难用“作家”这个词来称呼。有些人没有兴趣去写任何会公开分享的东西。有些人是经验丰富的成功的职业作家。我们会帮助他们找到埋藏在他们内心深处的文字，这些文字比他们自己发现的更有力量、更深刻——他们对此感到非常震惊，因为他们发现这些文字一直就藏在那里，从未被发现。

我们还有像“准备出版”（Prepare to Publish）这样的项目，旨在帮助作家们撰写一个可靠的写作大纲，这样他们就可以完成更多的写作。还有一些项目是为那些无意出版书籍的作家准备的。例如，我们每年举办为期一天的“寻找你内心的声音”的写作工作坊，这是我最喜欢的活动之一。当我们告诉参加者穿运动裤或运动服出来时，他们几乎都惊呆了。大多数人认为写作是一项保守而正式的活动，所以当参与者发现一个写作工作坊要求他们在这种非正式的休闲场景下进行写作时（这是很难描述的），他们会有点吃惊。

在一天的时间里，我们向作家以及那些认为自己不是“真正”作家的人，展示了如何运动他们的身体、聆听音乐、思考个人故事以及回应一些简单的提示，以此来帮助他们挖掘出他们所拥有的洞察力、启示和智慧。在此之前，他们对此毫无知觉。这些全部都是通过写作来实现的。有些人参加写作工作坊是因为他们有想写的东西，但是感觉被卡住了，写不出来。有些人参加写作工作坊是因为他们陷入了其他一些困境中，比如说，一份无聊的工作或一段不愉快的恋爱关系中，他们愿意尝试通过写作来做出改变。最后，他们每个人都带着清晰的目标、动力和信心离开了，这是他们来找我们之前所没有的。

我是偶然开展这项工作的，但是我们所做的一切绝对不是偶然的。我们通过一个经过验证的、有研究支持的写作方式，带领参与者来明确思路、减少焦虑、提高信心、增强自身的免疫系统，并且还完成了更多的写作任务。他们中有一小部分人确实写过书，但绝大多数人都没有写过。不管他们的作品是否发表过，我们在他们身上都发现了很多共同点。

或许，这是因为写书的过程和学习在生活中表达自己的过程有很强的相似性。比如说，一开始时会遇到阻力，需要制订一个清晰的计划来寻求帮助，创作过程中兼有预见性和混乱性。为了到达终点，我们可能总是要破坏自己为自己设置好的精确计划。在这些方面，两者是差不多的。

在过去10年里，我已经很清楚地看到，在写作和生活中，当你努力去实现目标时，你面临的障碍通常并不是真正的障碍。其实，真正的障碍往往隐藏在表象之下，除非你解决了那些看不见的障碍，否则你不太可能取得任何进展。

我曾目睹许多作家陷入了困境，一遍遍地绕着同样的问题打转，最终还是放弃了。这和我们试图改变个人生活中的某些习惯或模式并没有什么不同。我们身处的世界并不总是很友好地帮助我们取得进步，这就像任何一个面临截稿期限的作家所告诉你的。

我希望你们能在这里看到两者的相似之处。我们中有太多的人低估了自己。我们低估了自己的能力，总是认为别人比自己更强。如果事实上并非如此呢？如果世界上没有其他任何人可以表达出你想要表达的东西呢？如果这是你唯一的机会，而你又没有多少时间了呢？你内心想要表达出来的东西永远是无法通过别人表达出来的。

我不仅开始看到这些相似之处，而且开始看到写作过程本身是如何改变人们的。然后，我就开始期待结果，这种改变是不可避免的。比如说，我在与一位作家合作的时候，他正纠结于一段恋爱关系，但在我们合作的过程中，事情突然就变得顺利了。他会突然对女朋友说一些以前从未说过的话，他觉得自己取得了进展。这是非常有意义的事情。在纸上书写可以帮助他们找到表达自己对这个世界的想法和感受的文字。我们可以清楚地看到两者之间的联系。

但是，我们该怎么看待写作的过程呢？有的作者一直想写一本商业类书籍，我会和他们合作一起先编写一个大纲，有时候他们会突然顿悟，甚至是在讨论一些与我们正在写的书完全无关的话题的时候，他们也会有所顿悟。有一次，一个作者的顿悟让其赚了几百万美元，他把这个想法归功于我们一起参与的创作过程。这个人甚至从来没有写过我们一起讨论过的那本书，导致我一度对自己很失望。我总是想，难道是我让他失望了吗？还是写作过程中有某种无法解释的力量，可以使人联想到更强大的东西？写作是一种魔法吗？

老实说，有时这些作家身上发生的变化似乎并不是马上就能派上用场的。曾经有一位作家在我们一起合作之后，甚至决定不再写书了。不仅如此，他还决定关闭他的公司。他告诉我，他一直走在错误的道路上，现在突然清醒过来了，他要重新想象自己的人生。

这已经不是我第一次看到这样的事情发生了，所以我对此并不担心。相反，我为他敢于迈出这一步而感到骄傲。直到几个月后，他给我发邮件说，尽管他永远也写不出我们一起讨论的那本书，但他还是愿意付钱给我，以换取他现在感受到的心灵上的平静和坦然。

有时候，为了找到自己内心的声音，你不得不踏入未知的领域，进入深水区。有时候，你必须先彻底拆掉一件东西，然后才能弄清楚怎么去重新组装它。据我所知，写作正在以一种润物细无声的、不可思议的方式帮助我们做到这一点。

多年来，我在写作过程中看到了这些相似之处，但是我一直认为这是因为我个人对工作过于热情而产生的幻觉，所以尽量不去对其过度解读。我想，也许我只是想让每个人都像我一样热爱写作罢了。

后来，我偶然阅读了大量关于文字对我们的大脑和身体产生了可测量影响的研究资料。在这个领域中，我读到的第一篇研究论文是由一位名叫詹姆斯·佩内贝克（James Pennebaker）的博士发表的，他是位于奥斯汀的得克萨斯州立大学的教授。当我读到佩内贝克的论文时，它已经不是最新的研究了。从1997年起，他就一直在研究文字的力量以及写作对人的影响。看完这些研究数据后，我想我怎么到现在才读到这些信息呢？

我对佩内贝克博士的研究发现得太晚了，而且我还发现他的研究只是这个研究领域中的冰山一角。后来，我还偶然发现了迈克尔·怀特（Michael White）和大卫·爱泼斯坦（David Epstein）关于心理治疗方法——叙事疗法（narrative therapy）的研究。从20世纪80年代开始，这种心理疗法就十分流行，它主要是利用讲故事的方法来帮助人们重新构建自己的经历。当我读完了乔·迪斯派尼兹（Joe Dispenza）博士的研究成果后，才开始理解为什么我们的大脑甚至比我们的基因还要强大，以及怎样才能改变它们。我还读了巴塞尔·范德考克（Bessel van der Kolk）的《身体从未忘记》（*The Body Keeps The Score*），他把书写作为从创伤中恢复的关键途径之一。他详细说明了为什么这个过程可以帮助我们挖掘出隐藏的情绪，他甚至提供了一个叫作“重构”的工具，这听起来与我“偶尔”和我的客户做的事情惊人地不谋而合。

我还找到了简·克劳斯（Jen Cross）写的《写下完全的自我》（*Writing Ourselves Whole*）一书，书中专门探讨了文字对性创伤受害者的影响。然后，我读了路易丝·迪沙沃（Louise DeSalvo）的《写作是一种疗愈的方式》（*Writing as a Way of Healing*），这本书证实了我长期以来的一个信念：你可以仅仅因为想写就去写——你觉得自己被一种力量推着去写作，即使你没有出版的愿望。最后，我读了杰西卡·劳瑞（Jessica Lourey）的《重写你的生活》（*Rewrite Your Life*），这本书很好地说明了为什么即使是写一部虚构的小说也能成为治愈和改变的有力途径。在那之前，我一直认为写作的治愈力量来自讲述我们自己的故事。现在，我需要面对这样一个现实，那就是写作会让更大、更神秘的事情发生。

无论你写下的是事实还是虚构的情节，写作都会有神奇的治愈效果。

当我探索这一广泛的研究体系时，我找到了确凿的证据来证实我这 10 年来的经验。这些证据都是真实的、可测量的数据，证实了写作的力量可以治愈你过去的创伤，增强你的免疫力，并帮助你过得更好。

佩内贝克的研究表明，写作可以对你的情绪产生明显的改善作用。在本书中，你会看到我多次提到这一点，因为它的作用非常重要。在这个时代，我们摄入的控制情绪的药物比以前任何时候都要多，我希望我们能更多地关注这个小小的数据。

这并不是说写作是一种万能药，也不是说我们应该放弃药物治疗，而进行有规律的写作练习。而是说，写作——在我们愿意接受的情况下，可以对我们生活的方方面面产生可测量的影响，包括我们的精神和情感健康。文字的力量是如此之强大。

谈到健康，我发现佩内贝克研究中的另一项数据特别引人关注。这一研究发现表明，每天写作 20 分钟，坚持四天的参与者，因上呼吸道感染和流感等疾病去看医生的次数减少了 43%。研究人员还发现，即使在实验结束几个月后，参与者的免疫力仍然比对照组要高不少。

如果写作能对我们的身体产生这样的影响，那么大家想象一下它对我们的财务状况、食物过敏、情感反应、恋爱关系和职业又会产生多大的影响呢？如果有规则的写作练习可以对你的细胞产生这种影响，那么你认为它会对你的精神、灵魂、情感、个人生活，以及你生活其中的更广阔的世界产生什么样的影响呢？也许，我们渴望已久的疗愈、内心的平静和坦然要比我们想象的还近。

我可以教你如何像我的很多客户那样，运用文字的力量改变你对自己的感觉，改变你体验生活的方式，并让你对周围世界的影响力变得更强大。你可能认为生活只是发生在你周围的那个部分，整个世界是混乱不堪的，你毫无办法控制它。但是，事实并非如此。文字可以是一种武器，可以是一种战斗呐喊，可以是远方回旋的生命鼓舞，也可以是你发自内心的自我鼓励。

你的文字可以帮助你理解“精神焦虑”，使你走出窠臼，在生活中做出积极的改变，最终找到你内心的声音。在本书中，我可以告诉你怎么去做。

02
让写作成为一种生活方式

用写作重塑你的思维结构，让你更深刻地认识自己。

The Power of Writing It Down

A Simple Habit to Unlock Your Brain and Reimagine Your Life

当我在旅行和谈论文字的力量会改变一个人的生活的时候，不管我在和谁说话，不管房间的大小，或者谁坐在里面，一开始我总是要先问两个问题。我可能是在一个希望增加市场份额或增加盈利收入的大公司的高管办公室，也可能是在一个坐满父母的育儿室，也可能是在一个满是寻求灵感的创意者的大讲堂。不管在什么场合，我首先都会问："在座的有多少人会认为自己是一位作家？"

通常，我会接着说："我这么说的意思是指，在鸡尾酒会上，当有人请你介绍一下自己的时候，你们当中有多少人可能会说'我是位作家'。"不管在什么场合，听众的反应几乎都是一样的，通常只有区区五六只手慢慢地、下意识地举起来。

接下来，我就要问第二个问题。"好吧！那么，你们当中有多少人每天至少编写、撰写和发送三封电子邮件或三条信息？"当每一只手都毫无例外地不情愿地举起来时，房间里通常会响起一阵窃窃的笑声。这清楚地表明，不管你喜不喜欢，在我们的现代生活中，写作不是一个可选的行为。你就是一位作家，因为你一直在写作。

你写作的理由多种多样。你写信是为了传达信息，鼓励朋友，请求某人帮忙，问一个问题，记录信息，这样你就不会忘记什么东西了（比如购物清单上的物品）。也许，你可以写日记，这样你就可以完整地表述你对某一主题的想法或感受，或者作为一种常规练习，你会把你的目标写下来。也许，你每天早上会写下一些值得感恩的事情。或者你需要写一份工作报告。不管怎样，我们都因为这样或那样的原因被推动着进入写作的过程中。

也有很多原因让你犹豫着要不要去写作，这些内容我会在本章的后面具体谈到。但是，如果你曾经有过这种写作冲动，那就花点时间了解一下自己。写作是一种难以置信的人类本能，而且是一种伟大的本能。

从直觉上讲，我们知道写作能厘清我们的思路，让我们接触到更高的智慧，把我们和别人联系起来，可以安抚我们的神经，帮助我们在最可怕的情况下做出有用的反应。你遇到的很多人都有写作的冲动。我们拒绝“作家”的身份，隐藏写作的欲望，表现得好像无所谓，或者与我无关。但是，我们暗中仍在梦想着找到一种方式，让自己被别人，甚至是被我们自己看到、听到和理解——写作很容易帮助我们做到这一点。写作的欲望几乎是普遍存在的。

有一天，我在汽车经销商的服务中心，多年来一直在那里修理宝马车的约翰告诉我，他一直有一个写电影剧本的秘密想法。我的司机艾伦告诉我，他以前常常把日记藏在床底下，有一天，他妈妈发现了日记，并把他写的东西大声地读给他的朋友听。从那以后，艾伦就再也没有写过一篇日记了。这真是莫大的悲哀。

有许多人来参加我们为期一天的“寻找你内心的声音”的工作坊或“准备出版”项目。与会者会这样说：“多年来，这个故事一直在我胸中燃烧。我得把它写出来。”最近，我和一位牧师交谈过，他打电话来是因为他的出版商正在催促他写一本书。他是一个大教堂的教会领袖，出版商想帮他整理出版一些布道材料。但是，在通话结束时，他对我说的话触及了问题的核心：“我知道他们想让我写什么样的书，但这不是我自己想要写的书。我需要你的帮助。”

是的，我们需要写作。这就是我要在这里讨论的问题。为出版而写作是一回事，这可能会是件了不起的事。但是写作的欲望并不总是能被出版的行为所满足。因为写作不仅仅是把文字写下来。写作是祈祷，是灵性活动，是自我发现，是交流，是治疗，是联系。写作不仅仅会让我们产生在纸上写下几段文字的冲动，它还是一个对于我们自主生命的感召。写作能够帮助我们获得自信，表明我们自己的观点以及我们如何在这个世界上生活。写作的感召是一种寻找自己内心声音的感召。

一直以来，我们被灌输了这样一种观念：写作只是一种商品。但是，如果写作也能成为一种生活呢？

文字的演变

问题在于，我们的文化中对写作有许多根深蒂固的误解，这就使得写作变得比实际需要的更难。这些误解让我们大多数人无法写出可能影响我们生活和世界的作品。即使是我们当中最有才华和受过专业训练的人，也只能写出平淡乏味的故事。他们无法再拥有写作过程中的奇迹。

让我们谈谈文字是如何产生的。我不是要给你们上冗长的历史课，而是想请大家记住，文字并不是一直存在的。古埃及的象形文字被公认为是第一种真正的书写系统，直到约公元前 2600 年，连贯书写的文本才出现在历史舞台上。

在人类的历史上，人们用了大量的时间来观察和记录口述的内容，包括通过口述的方式来传递故事、智慧、家庭传统和部落仪式，可是往往忽视了书写的传统。你可以回想一下，你最后一次围坐在篝火旁，和家人或朋友一起讲故事的时光。回想一下，那个时候，你和家人或朋友有多么亲密。你说话的时候，心里是多么平静啊。你非常享受那段时光。与此同时，你还可以回想一下，这些故事又是如何随着时间的推移成为人类历史上的传奇的，它们就像神话一样存放在你的心灵中。

这就是在我们生活中语言所拥有的力量。但是，在许多方面，口述都存在不少局限性。首先，我们必须要记住所有说过的话。如果不把它们记录下来，以后我们就没有办法再重温故事了。几个世纪以来，口语被证明能有效地将必要的数据代代相传，比如说，如何捕猎麋鹿或者如何通过看星星的方位找到回家的路。但是，我们的大脑容量不是无限的。在某个时候，大脑的存储量就达到了上限，不能再存储任何东西了。

其次，除了这个明显的局限之外，为了使口语的表达更有效，你必须有一位听众，他要直接在你面前听你讲述。另外，我觉得你还得去找一个善于接受和理解的听众。你有没有试过让一个五岁的孩子独自去刷牙、系鞋带？或者告诉正在刷 Instagram 的人你刚刚经历了什么？如果你找不到一位忠实的听众，那么你所说的话就毫无用处。

最后，口语还会经常被别人误解和曲解。虽然这种情况也会发生在书面文字上，但是有了书面文字，你（作为交流者）就可以精炼你的语言，直到写下来的文字完全符合你要表达的意思。（作为读者）你也可以一遍又一遍地梳理这些词汇，反复确认他们所说的是不是你想的。口语在这些方面没有优势。你想说什么就说什么了。即使你后来纠正了自己的错误，你之前所说的话还是被别人传出去了。

如果你说的话被别人扭曲或误解了，在流传的时候并不能表达你的本意，那会发生什么情况呢？如果这些话被人忘记了，那又会发生什么呢？

随着时间的推移，人类开始把一些他们已经讲述过成千上万遍的故事记录下来。人类历史上最早的文献，主要有古埃及的宗教文献、古希腊和古罗马文学以及犹太教和基督教的经卷。此外，还有各国的宗教文献，最后是古英语文献——例如，你可能在高中或大学英语课上读过的《贝奥武夫》（*Beowulf*）。

在此，我还要重申一遍，我并非要给你们上一堂冗长的历史课。我是想让你们能够理解文字是伴随着人类意识的进化而进化的。当我们开始把一个个单词写在纸上的时候，我们也开始慢慢（尽管这个进程是非常缓慢的）理解那些与我们不同的人，使用一个可靠的方法来记住口述的细节，同时我们通过扩大自己的词汇量来清楚地表达我们对事物的想法和观点，并将我们的文化和宗教身份传递给后代，不断地延续下去。

这听起来是一件非常好的事情，对吧？但是，这里还有一个问题。即使书面文字变得越来越普遍，写作仍然属于一种精英活动。

为了写作，你必须获得教育、金钱、资源和权力。这就是为什么历史书通常都是带有倾向性的，很容易就忽略了整个群体的边缘人和他们的观点。历史书不是这些边缘人写的。

你是否已经开始明白，文字究竟如何给予我们力量？

我听过这样一个故事，就是一些城市的开发商根据某地二年级学生的识字率来决定在未来 10 年中要建多少座监狱。在与你分享这个故事之前，我试图去证实这一说法，但是我发现关于这个故事的评论非常复杂。有些人说这绝对不是真的。另外一些人则支持这一说法。下面的研究数据是我可以证实的。

安妮·E. 凯西基金会（Annie E.Casey Foundation）在 2013 年做了一项研究，根据其研究成果，我们了解到那些在三年级毕业时阅读水平达不到年级正常水平的学生高中无法毕业的可能性是其他学生的四倍。西北大学在 2009 年做的另一项研究表明，高中没毕业的学生比大学毕业生进监狱的可能性要高 63%。所以，无论我分享的那个故事是真的，还是一个广为流传的谣言，你都可以从上面两个研究成果中看出端倪。

七八岁儿童的阅读、理解和写作能力就能告诉我们关于未来一代将如何为社会做出贡献的有价值的信息。今天的一些二年级学生将会成为建设我们社区的重要的一员，他们能够以积极的方式来改变他们生活的状况。当我提到新陈代谢这个词的时候，我指的是写作能为我们提供一种强有力的方式让我们消化生活中发生的事情。不管是什么事情，写作都能把它分解成碎片，使我们吸收对自己有营养的和有益的部分，而把不利于我们成长的部分丢弃掉。这个过程就像人体的消化过程一样，可以让我们有能力吸收各种经验（不仅仅是积极的经验），并利用这些经验来帮助自己成长。

我将在第 13 章中更详细地探讨关于我们生活中的新陈代谢的观点，但是现在你需要知道：正是这种新陈代谢的能力将帮助一些孩子“消化吸收”他们特定的生活经历，以便创造一种新的规则，以一种令人信服的方式形成为社区服务的观念，同时在自己的话可能不被接受的情况下也能直言不讳，并将从任务和错误中收获智慧传递给下一代。他们将能够将经验和声音当作一个有力的工具来解决复杂的问题。

其他人会因此而纠结，这不是因为他们没有什么宝贵的东西可以奉献，而是因为他们没有书面文字所带来的思维结构。不管情况有多糟糕，这些思维结构都可以帮助我们摆脱当前的处境，并从一个全新的角度来看待它们。写作可以帮助我们选择一个不同于以往的有利位置；它能帮助我们说服听众采取某项或某一系列行动；它能让我们有能力开辟一条从未走过的道路。写作能给予我们这种力量。难道这种力量不应该人人都有吗？

作家可以从无到有。你还觉得自己不是“作家”吗？也许，你也应该成为其中的一员。

文字可能会对心理健康和自杀、阿片类药物危机、大规模枪击事件或教育不公平等问题产生影响，如果这一切对你来说听起来太过于不可思议，那么你可以参考一下我的一个朋友在纳什维尔的范德堡大学做的这项研究。他的研究的早期数据显示了一个人使用的词汇（在这种情况下，通常是指口语）和这个人的抑郁或自杀水平之间的相关性。我曾问我的研究员朋友，当研究人员听被试说话时，他们主要在观察什么。他说他们非常注意被试的语调、音量、语速，甚至是词与词之间的停顿。但是，他提到的一个方面比其他任何方面都更让我印象深刻。那就是，当他们评估被试的心理健康和自杀风险水平时，他说他们更在意其对词汇的选择。

我请他向我解释一下，在词汇使用上的差异与一个人的精神或情绪状态有什么关系。他说，一个人选择用来描述一种经历的词汇，可以告诉我们他对这种经历的很多感受。这一点似乎是不言而喻的。你把某一天描述为“这是我一生中最糟糕的一天”，显然要比你说“这不是我最开心的一天”更令人觉得痛苦。

但是，这才是真正有趣的地方。根据早期的研究数据，研究人员得出了结论，一个人用来描述一件事情的词汇越少，他们用来理解和恰当归类这件事情的范围也就越小。

简而言之，如果一个参与者在两种不同的情况下（比如，“我的朋友死了”和“我的比萨饼上有橄榄”）使用相同的单词或短语（即“太糟糕了”），这表明他们对这两种经历的情绪调节能力和他们的词汇一样有限。在上述的例子中，比萨饼问题在他们的大脑中被等同于失去了一个心爱的朋友那样的悲剧。

研究人员还发现，这些模式不仅出现在口语中，还出现在书面文字中。如果把事情写下来能预测你的情绪状态，你会怎样呢？如果它真的能帮助你管理情绪，你又会怎样呢？

很显然，我们都知道，一个比萨饼配上了自己不喜欢的配料和一个好朋友的死亡肯定是不一样的。但是，这一研究得出的初步结论是，当我们没有选择能反映这种理解的词汇时，我们的大脑实际上是不会对两者进行区别的。我们使用的词语对我们的理解有着深远的影响。写作不仅能够帮助我们看到我们正在使用的词汇，还能帮助我们改变我们正在使用的词汇，从而反过来改变我们的生活。

找到一个合适的词汇来准确定义我们的经历，将有助于我们避免过度夸大或低估一种经历。我们使用的词汇可以帮助我们更加清楚地看到问题，并诚实地去评估问题，这样一来，我们就有可能找到问题的解决方案。然而，这不是说任何文字都可以做到这一点。它们必须是正确的词语才行。不知道大家是否有这样一种经历：你想不出一个合适的词来形容一个特定的话题，直到你最终想出它。当你终于能用恰当的语言来形容你的感受或经历的事情时，你会感受到一种深深的如释重负的解脱感。

马克·吐温（Mark Twain）曾说："用得正确的词语与差不多正确的词语之间的分别，等于闪电与萤火虫之间的分别。"这就是写作带给我们的启示——找到正确的词语。

花一点时间来好好地想一想那些你希望更好地了解的人或事情。如果你觉得你已经把事情都想明白了，你就不愿意再花任何时间去思考生活中更深层次的问题了，比如"我们是谁""我们在这里做什么"，因为这些问题对你来说可能没有任何意义。但当你发现自己陷于困惑中，迷失了方向，怀疑自己的目的，不知道邪恶来自哪里或者为什么它仍然存在，自己是否能够以及如何影响这个世界时，如果你试图去更深入地了解，然后考虑如何把事情记录下来，这就有可能成为你最宝贵的资源。写作给了我们思考一些终极问题的空间。

也许，现在你只是写下问题，还完全不知道答案在哪里。也许，随着时间的推移，答案开始浮现出来。无论什么情况，我想知道的是，用正确的词汇来表达这些问题是否会让你的内心更平静，更有力量；是否会使你对你是谁以及你为什么如此重要等问题的回答更加充满信心。而且，我还想知道，你是否会把你的压力和痛苦留在纸上。更重要的是，我想知道，你是否能找到一种方式来准确地表达出你内心的想法。最终，我想知道，这是否能帮助你找到你内心的声音。

关于写作的刻板印象

每当我听到职业作家因我们的职业而争论时——好像只有某些特定的人才应该被“允许”从事写作活动，我就会想象自己在最近一次写作课上遇到的情况。我已经三天没有洗澡换衣服了，我坐在写字桌前，吃着剩下的切达奶酪味爆米花，爆米花撒了一地。我的一只拖鞋穿在脚上，另一只拖鞋被愤怒地扔到了房间的角落里。同时，我想，这是真的，我们的确应该把这项非常重要的工作留给专业人士来做。

关于谁到底是不是“真正的”作家这个问题，我们已经讨论了很多次。真正的挑战在于，你问不同的人，他们的答案都是不一样的。对一些人来说，成为一个真正的作家意味着要从某个正规大学获得学位。但是，我知道很多在著名大学受过正规训练的作家并不热衷于写作。还有人说，真正的作家是那些卖出了数百万册图书的人，或者是那些登上畅销书排行榜的人。如果真是这样，为什么那些上了排行榜的作家仍然告诉我，他们觉得自己不像真正的作家呢？这是一个令人难解的谜。

然而，我们创造出来的关于谁是或不是真正的作家的神话已经深深地渗透到我们的文化中去了，因此也根植于我们的内心。我前面提到过，让人们思考他们对写作的最早记忆。你会很惊讶地发现，他们中有多少人发誓他们没有这样的经历，但是当他们提起笔，在纸上写起来的时候，突然之间，写作的魔力就接管了一切。不知从何时开始，他们清晰地回想起来，四年级的时候，约翰逊老师在全班同学面前嘲笑他们点错了逗号的位置。

正是这些作家告诉我，他们不愿意写作是因为他们的语法很糟糕。在我让他们做练习之前，他们发誓说，他们根本没有任何关于写作的早期记忆。这是因为记忆深藏在他们的潜意识里，而我们通常只有在写下来之后才会发现潜意识里的东西。直到我们花时间认真地把它们写下来，我们才会看到其中那些让我们感到自由的联系。

关于我们虚构的和设想出来的谁是不是真正的作家的故事，我们必须记住的是，它仅仅是一个故事。它们可能有着合理的起源，甚至在一段时间内具有特定的意义，但是就像我们的文化和生活中的所有叙述一样，它不是一成不变的。我们可以重写这些故事。

不过，当我建议每个人都应该去写作的时候，人们还是会有些担心。他们很担心这样会稀释书本中的智慧。他们肯定会问这样的问题："这个世界上的烂书还不够多吗？"他们想，"如果随随便便的一个人都去写作，那我们怎么知道谁写得对、写得好呢？"

2002 年，作家约瑟夫·爱泼斯坦（Joseph Epstein）在《纽约时报》上发表了一篇题为《你觉得自己有出书的天赋吗？再想想吧》（*Think You Have a Book In You？Think Again*）的文章。在这篇文章中，他激烈地（甚至有点傲慢地）争辩说，不是每个人都能写出一本书。如果他是在谈论出版一本书，那我明白他的本意。但如果你问我，这个建议是不是指每个人都应该写一本书，那他可就犯了一个悲剧性的和不公正的错误。这种观点严重阻碍了我们去使用可以让我们变得更强大的方法，阻碍了最需要它的人使用它。

在此，我要重申一下，写作和出版是有区别的。即使是计划出版的作家也必须理解这种区别——创作故事的艺术和销售产品的业务之间是有区别的。两者虽然可以齐头并进，但是需要不同的视角。因此，我不是建议每个人都应该写一本书，等待某一天出版，放在书店书架上售卖。但是，如果把爱泼斯坦的"烂书"的逻辑做一个比喻，那么就像对一个想生孩子的朋友说："真的吗？我是说，世界上的坏人还不够多吗？"要知道，写作是一种人性的冲动，人们必须承认自己有一种从无到有地进行创造的本性。要是理解了这一点，你就会发现这些评论多么愚蠢和无用。

此外，我们还应该将这种心态带到其他艺术形式中去吗？难道就因为我从来没有赢得过任何烘焙比赛，我就不该去烘焙蛋糕吗？难道就因为我永远都无法打破纪录，也不会成为我这个年龄段的第一名，我就永远不应该跑马拉松吗？难道就因为我没有机会成为钢琴演奏家，我就不应该去上钢琴课吗？我们对待这些事情的态度就像我要求大家对待写作的方式一样：把它们作为一种娱乐形式，一种了解我们自己和这个世界中的新事物的机会，一种与朋友和家人联系的方式，一种通往我们灵魂的大门。

写作从来没有像现在这样流行过，我们也从来没有像现在这样对它产生过怀疑。社交媒体、博客和自助出版（以及信息和电子邮件交流）的兴起，使写作成为现代社会每个成年人的必然选择。然而，出于某种奇怪的原因，我们始终没有放弃某些人应该被排除在写作之外的想法。总而言之，我们觉得有些人不拿起笔可能会更好，也许我们就是其中的一员。

写作是生活实践

我们常常会高估写作的意义。为了揭开写作的神秘面纱，在这里我想向大家介绍一个我将在接下来的篇章中反复使用的术语，那就是表达性写作。对于这个术语，我能给出的最简单的定义是：表达性写作就是在纸上分享你对某一主题最深刻的想法和感受的行为。表达性写作涵盖了从散文到诗歌，到意识流，到情感词的罗列，再到关于某一主题的一系列想法等不同形式。这种类型的写作可以帮助你疗伤，并以一种新的方式了解自己。

我之所以这么说，是为了说明你们不需要为了完成我在本书里教给你们做的事情而去写一个临床试验，或者写一个结构完整的故事梗概，或者写一篇五个段落的文章，或者写一个剧本，或者写一本书的手稿。对于每天要写的东西，比如购物清单或待办事项清单，你甚至都完不成。你所要做的，就是思考你对一个主题的想法和感受，在纸上草草写下几个字。慢慢地，随着时间的推移，你就会观察到你的观点和你的生活在悄然改变。

关于写作过程，我知道有一件事是肯定的，那就是无论我如何揭开它的神秘面纱，你仍然会找到各种理由来剥夺自己成为作家的资格。这对于那些刚接触这个过程的作家来说是真实的，对于那些经验丰富甚至已取得商业成功的作家来说也是真实的。不管他们是谁，或者是什么动机促使他们写作的，所有这些作家都对我一遍又一遍地说着几句几乎一样的话。

下面我列举一些这样的话。

1. 我不是一个真正的作家。
2. 我要写些什么呢？
3. 谁会去读这个呢？
4. 这是在浪费时间。
5. 我卡住了。

针对上面这五句话，我完全可以花上好几页纸来分别阐述。在接下来的章节中，我所论述的内容将不仅仅涉及这些主题。但是，现在我想让你知道的是，不光是你自己在写作时觉得自己像个骗子；也不光是你担心，当你诚实地记录自己想法的时候，你写出来的东西会不会让每个人都满意；也不光是你担心，自己的生活很无聊，没有什么有趣的话可说。即使是与我共事过的最有天赋、最有才华、受过专业训练的作家也会有这样的担心，也会对我说同样的话。

但是，我们可以反过来想一想，如果那些你自以为让你失去写作资格的东西实际上恰好是让你拥有这种资格的东西呢？你觉得你需要一张我所说的“精英”作家俱乐部的邀请函吗？那就把这些担忧和不安全感作为你的开始。欢迎加入我们的俱乐部。

关于写作，我们要问自己的不仅仅是关于写作的问题。其实，它们还是关于生活的问题。我有什么重要的话要说吗？是什么使我能胜任这份工作？我有完成这份工作的能力吗？如果我花了这么多时间，结果却一无所获呢？如果当一切都说了，都做了，但我对我写的文字感到失望呢？如果我对自己的工作不满意呢？遇到这些问题时我该怎么办呢？

当我们深入研究生活和写作之间的联系时，我们就会发现写作是生活中最美好的礼物之一：写作实践实际上就是一种生活实践。当我们从写作的困境中解脱出来，我们也就从生活困境中解脱出来了。

不管你是否认为自己是一位作家，或者你是否认为你有一个好的想法，就算你从来没有分享过一个单词，写作都可以赋予你一种力量、决心和清晰的目标。也许你从来没有想过有这种可能，但是你心中知道有这种可能存在。

写作会帮你找到自己内心的声音

你有什么话要说吗

如果你一直以“不是每个人都应该写作”为由来说服自己不要写作，那么我希望你考虑一下这个问题：“我们如何才能决定谁‘应该’写和谁‘不应该’写呢？是应该由约瑟夫·爱泼斯坦来决定吗？或者该不该找别人来负责做出决定呢？我们应该在 Instagram 上指出谁应该在他们的名字旁边打上一个蓝色的复选标记吗？”

事实上，每个人都会有一千个理由让自己永远不要写作。我们有很多令人难以置信的、真实的，甚至是合法的理由来证实，写作真的是太麻烦了：

- 你没有时间写作（谁有时间呢）；
- 无论如何，你都不会得到你想要或应该得到的投资回报；
- 你没有什么好的想法可以写；
- 别人已经有了同样的想法，而且写得比你好；
- 写作这种事应该直接留给那些“真正的”作家——那些写作更容易的人，那些有天赋、受过专业训练或有丰富的写作经验的人。

除了存在这些让你在开始之前就想放弃的理由，其实还有一大堆能说服你开始写作的理由。写作可以由内而外地治愈你的生命，包括你的身体、灵魂和思想。

你和你崇拜的作家之间的区别并不在于他们写的文字有价值，而你的文字没有。实际上，他们也有和你一样的借口。他们和你一样也有同样的反对意见。你和他们之间只有一个最关键的区别，那就是他们正在写作。

当人们在写作的时候，一些神奇的事情会发生。他们不仅记录下了自己的信息，而且他们也成了自己表达出来的信息。当他们说出真相时，他们自己就代表了真相。他们已经超越了自己的个人问题，找到了一种方式来帮助自己，有时也帮助一小群读者消化吸收他们自己的经历。他们正在成为自己故事中的英雄，成为自己的智慧化身和值得信赖的叙述者。

我之前说过，每个人都有一千个理由不愿意将自己的想法写下来，这并非完全正确。因为当你真正去总结原因的时候，可能只有很少几个——也许，你花一整天时间去思考，也找不出几个好的理由。实际上，告诉你不要去写作的声音和告诉你不要做任何事情去试图改变生活从而让我们过得更好的声音是一样的。这些借口不仅让我们无法写出最好的作品，而且会阻止我们成为自己心中理想的那种人。

至于那些借口，我们可以一个接一个地解释清楚。在这里，我还要告诉大家一个好消息，那就是表达性写作会帮助我们达到目的。

那你打算开始写了吗？关键的问题在于，你可以自己决定是否开始写作。这是我们每个人都具备的惊人的天赋和令人难以置信的责任。

作家们才是专业搞写作的。我知道，这听起来很简单，但是如果你考虑一下你花了多少时间在写作这个问题上纠结——考虑写作，梦想写作，放弃写作，又希望能写作，你就会意识到这有多么的重要了。

如果你决定要做这件事，那就是时候放下你的借口努力去试一试了。只有这样，你才可以从本书中获益。当你在做很少有人会去尝试的事情——找到你内心的声音的时候，它可以成为你的路线图，你的伴侣，你最大的支持者以及你的啦啦队长。

03

几件让写作顺利开始的事

从物理环境、思想以及时间上，为写作留下足够的余地。

The Power of Writing It Down

A Simple Habit to Unlock Your Brain and Reimagine Your Life

在现代社会中，我们认为写作看似不可能实现的部分原因，与它能疗愈我们的原因是一样的：写作是一项需要我们全神贯注去完成的任务。当我们写作的时候——当我们陷入那种周而复始的冲动，想要把一些东西写下来的时候，我们就进入了另一个世界，我们的注意力会聚焦到一件事情上，被引导到一连串我们可以从头到尾遵循的想法上。在这个世界里，不会有尖叫吵闹的孩子、叮叮作响的手机，或者每隔五分钟就会出现在你办公室里的好心同事。在这里，我们完全可以把注意力集中在倾听自己内心的声音上。

我真心希望，我已经说服你开始写作了，因为写作是一个既简单又有力的实现自我改变的方法。也许，你真的被我说服了。但是，为了能让你取得实质性进展，我还得一步一步地引导你真正去运用这个方法。我需要帮助你在忙碌不堪的生活中为写作腾出一些空间。

接下来，我将要教你一些实用的技巧。这些技巧非常简单，实际上，你可能会发现它们就是我们经常在做的事情。本书提到的行动步骤，我们读起来会很容易。我们阅读这些文字时，或许你会认为“这看起来很简单”，然后就会在没有实际执行书中的行动步骤的情况下继续前进。

如果你确实是这样做的，那么你在书中读到的信息就会被你的意识所接收，但不会被你的潜意识接收。这样的过程是不足以创造出持久变化的。当你读完本书的时候，你所获得的只是另一个习惯而已，这个习惯被强行添加到了你还没有掌握的生活习惯列表中。这恰好是你最不需要的东西。

如果你能好好地把我在下一章中教你的行动步骤付诸实践，我敢保证，你会看到深刻的变化。行动步骤虽然很简单——简单到任何人都可以轻松完成，但是千万不要自欺欺人，即认为它们如此简单，根本不需要真正去做。当你继续阅读本书时，请时刻提醒自己要注意这种危险。

找到一个用来写作的空间

没有一个专属的空间，你就无法坐下来写作。这听起来可能是不言而喻的，但是有不少人凭直觉认为事实恰恰相反，对此你会感到非常惊讶。“如果我有东西可写，”他们说，“我会腾出一个写作空间。”遗憾的是，创造性文字的力量并非你想象的那样。这些文字能够改变我们的大脑、改变我们的生活和家庭，甚至改变我们的世界，只要有足够的空间，它们就会在里面流动。

玛丽·奥利弗（Mary Oliver）——已故的当代多产诗人，可以称得上 20 世纪文字最深刻的诗人。在一次难得的采访中，她说她之所以能够写出如此多的作品，是因为她没有手机，而且她大部分时间是在森林里度过的。这就是我说的写作空间。

可悲的是，在现代世界里，在这个人类历史上最繁荣的时期之一，除了属于自己的空间之外，我们几乎还可以得到任何我们能想象到的东西。我们应该花点时间来认真思考一下奥利弗的话。没有手机。在森林里度过漫长的时光。现在，你知道谁还没有手机吗？你上一次在森林里待上一段时间是在什么时候？

如果你想开始足够清晰地用文字来改变你的生活和世界，如果你想要挖掘内心深处隐藏的智慧，如果你想要明确的目标、力量、韧性和丰富的精神，那么你需要在你周边的物理环境中创造出专属的空间，在你的内心世界创造出思想和情感的空间，在你的日程表上创造出空间。在这一章中，我会逐一向大家介绍这三个步骤。

创造物理空间

现在，不管你坐在什么地方，都花上一分钟，把书放下来，向身体两侧伸展双臂。尽可能向两边伸展，使其达到极限，然后再将手臂向上伸展，就这样反复运动你的手臂和肩膀。看看你能否在伸展的时候把自己拉得更长一些。在伸展身体，占据一些空间的时候，你感觉怎么样？

对我们大多数人来说，这样做可能会让人感觉有点尴尬。如果你在公共场合这样做，就更会有这种感觉。如果你是女性，或者是其他从小就被灌输自己不配在这个世界上占据太多空间的人，那么你可能会觉得不舒服。如果你只是读了上面的话，但实际上根本没有伸展你的手臂做任何事情，那么你对在这个世界上占据空间的行为就有了更大的内心阻力——这反而更表明你需要更大的决心和更多的理由去为写作腾出空间。

接下来，我们讨论一下写作的物理空间。闭上眼睛，试着想象一个被你称为作家的人正在写作的情景。对大多数人来说，作家写作的情景会让人联想到这样一幅画面：在房间里，阳光透过窗户照射进来，一个衣冠整洁的人正端坐在打字机前。

我们已经进入 21 世纪了，没有人再用打字机写作了，为什么还会想象作家用打字机写作呢？谁知道呢？这可能与我们心目中理想化的写作生活有关。根据我的经验，写作可以在飞机上完成，可以在鸡尾酒会上餐巾纸的背面完成，可以在你那份糟糕的工作的休息时间完成，甚至可以在你送孩子去参加足球训练前的 10 分钟内完成。

当然，跑到森林里待几天写点东西，或者在后院带泳池的别墅里建一个漂亮的新办公室，是不是更理想呢？毫无疑问，答案是肯定的。但是，现在计划一次去森林的写作之旅或者开始一个新的建筑项目将会是一个巨大的、令人印象深刻的有创造性的事情，这恰恰会极大地分散我们的注意力。

实际上，写作不一定需要一个特别花哨的地方，甚至不必是一个很特别的地方；但是，你确实需要一个让自己足以放下戒备并感到舒适的地方。

你需要的是一个简单的、安静的、熟悉的、不太远的地方。你可以很方便地就去，文字也可以很容易涌现出来。这个地方可以是你客厅里的一个小角落，你可以蜷缩在一把舒适的椅子上，光线正好酒在你的身上。这个地方还可以是街边的一家咖啡店，你可以点上一份很棒的浓缩咖啡和你最喜欢的甜点。这个地方或许就是你卧室的大衣橱，你躲在衣服后面，只有在那里孩子们才找不到你。无论是在哪里，这个地方都是一个可以让你在这个世界上得到片刻休息和安宁的地方。

也许，对你来说，这个地方就是你笔记本电脑前的一小块“地方”，或者就是你给自己买的一个漂亮的日记本。也许，这个“空间”就在你的降噪耳机的沉寂里。也许，你和我一样，发现飞机上是个很容易写作的地方—— 一个几个小时不联络的美丽借口，一块空中的小飞地。这肯定不是森林里的小木屋。但是，这对我很有用。这就是你想要的：对你有用的东西。

给自己留点空间吧，把这个空间作为一份礼物送给自己。

创造性的能量充满了我们为之创造的空间。当我们害怕去创造的时候，我们的生活、我们的思想和我们的家庭都被一堆与我们无关的垃圾包围着。我们把自己里里外外都塞得满满当当的，然后无声地向宇宙发出了一个信息：这里不需要创造力。这里都填满了。这里的一切都安排好了。如果你不学会在你的环境中创造出一些空间，那么对你而言，任何创造都将是一个巨大的挑战。

前面我已经说过，写作用的物理空间不必是特别的或精心设计的，但是你可以做一些简单的事情，让它更有利于写作和寻找自己内心的声音。

第一件事情与气味有关。你可能听过这样一个说法：嗅觉是与记忆联系最紧密的感官。这是因为嗅觉会激活嗅觉系统，而嗅觉系统与大脑中存储无意识思维的部分有关。当你一遍遍地闻同一种气味时，你就会把这种气味和特定的记忆联系起来，让你的大脑反复“回想”同一段记忆。这就是为什么当我闻到汤米·希尔费格（Tommy Hilfiger）牌古龙水的味道时，我仿佛立刻回到了高中的校园里，仿佛看到每个高大帅气的运动员都神气十足地跳着华尔兹去上课。

这样你就知道为什么我会在圣诞节期间尽量避开商场的化妆品区了，因为它与汤米·希尔费格牌古龙水联系在一起。但是，你可以体会到气味在你的写作空间中所能提供的力量。如果你能在坐下来写作时，在空间里添加一种气味，比如香氛蜡烛或精油，你就可以把这种气味带到你去的任何地方，每当你闻到它的时候，就仿佛立刻回到了你写作的地方。

气味有助于这种过程自然发生，在这个过程中，你的物质空间就变成了你的精神空间。

我们再花点时间来想想你写作的物理空间。它是杂乱无章的吗？是无可挑剔得一尘不染吗？是装饰得花里胡哨的吗？还是点缀得稀稀落落？是寒冷和无菌的？还是温暖宜人的？思考一下你写作的物理空间是如何反映出你的精神和情感空间的。

几年前，我经历了一场令人伤心的离婚事件。在那期间，我搬出了自己的房子，搬到了一个小公寓里。我知道这个地方是临时住所，所以我也就没怎么好好地装修。实际上，当时我在离婚中失去了大部分财产，没有多少钱。但是，我仍然试着把公寓布置好，使它尽可能变得实用。后来，有一天，我的朋友林斯利来拜访我。

林斯利是一名生活教练和室内设计师，在她的指导下，我在布置公寓的时候借鉴了一些风水上的理念。如果你不熟悉风水，那我可以简单说一下：这是一种传统的中国设计理念，强调环境与我们的情绪状态的联系。不用说，林斯利一到我家，首先注意到的就是公寓的房间号码是204，她说这是心的象征（2+0+4=6，这个数字在风水中代表心的中央）。

“你住在心之屋！”她边走边说，“多完美啊，因为你在疗愈你的心。”

当时我对“心之屋”的说法还不是很确定，但这个主意听起来不错，所以我就这么做了。我们坐在公寓里交谈了大约一个小时。我向她倾诉了我有多焦虑，有多么难以入眠，我有好几个月都没有写完一篇文章了。林斯利环视了一下房间。

“把这个地方想象成你的心，”她指着一个地方说，“如果这是你的心，你想怎么装饰它呢？”

顿时，我明白了她的意思。我住的这个公寓装饰得很简单，干净整洁，家具大部分都有硬朗简洁的线条。除了灰白蓝之外，很少有其他显得活泼的纹路或鲜艳的颜色。

“哇，”我不禁惊呼起来，“这真的太具有象征意义了。”

虽然当时我过得很拮据，但我还是决定花点钱，让我居住的物理空间可以充分反映出我试图为自己创造的精神和情感空间。因此，依照林斯利给我的那些简单的指导，我跑到了塔吉特（Target）百货公司，去西榆家居公司（West Elm）的清仓区逛了逛，又花了一些时间在旧货商店里淘了一些更自然朴实的物品，用它们来布置我的新公寓。我还买了一些手工编织的毯子，甚至买了一些彩色的油画和印刷品挂在了墙上。

在林斯利的指导下，我还重新布置了公寓里的家具，把它们都放在了更舒适、更实用的地方，从而让我的生活更加顺畅。做出这些改变既不复杂也不不用太多花费，仅仅是挪动了一下它们的位置而已。

不知不觉中，我的睡眠更好了，焦虑也不再充斥着我的生活了，我终于可以安静下来写完一些东西了。我们的物理空间真的可以反映和影响我们的精神和情感空间。

我提到这个问题有几个原因。首先，因为你可能会想，我找不到什么地方可以让我放松戒备，然后开始轻松地写作。我的屋子里没有更多的空间，我家里人太多了，我的屋子太小了，屋子里太混乱了。如果这是你的想法，那我真心希望你能考虑一下你的物理空间是如何反映你的精神和情感空间的。不要被困在这里。你要问问自己，如果我在家里找不到任何属于我自己的地方，哪怕是一个很小的角落，那这意味着什么呢?

让我们来看看著名作家弗吉尼亚·伍尔芙（Virginia Woolf）的智慧吧。她说过，如果一个女人想要写作，那她就需要有一间属于自己的房间。实际上，拥有一个属于自己的空间象征着更重要的东西—— 一个自己可以自由地思考、梦想、反思和进行创造的空间，以及为这个世界奉献自己力量的空间。

其次，当你使用物理空间来形成新的神经通路和创造新的精神空间时，你可以获得意想不到的力量。改变你的物理空间——在你的生活中开辟一个你可以写作的地方，像我一样，花了一点钱精心布置了一下我的小公寓。这样做会给你的生活带来改变，甚至在开始写作之前改变就已经发生了。

在你的日程表上留出时间

我们从未如此忙碌过。在21世纪，忙碌仿佛成了一种荣耀。当人们问我们过得怎么样时，我们往往这样回答他们。

“最近过得怎么样？”

“很好！就是比较忙！”

我们的日程中没有空间，就像我们的物理环境中没有空间一样。它代表了我们对自己的看法以及我们在这个世界上占有一席之地的权利。

我们先来看一看你的日程表。你觉得自己的日程安排得怎么样？你觉得日程表上的工作怎么样？你日程表上的事情中有百分之多少是你真正想做的呢？又有百分之多少是出于其他原因要去做的呢？也许是为了让别人开心——就像你和你的配偶一起去听一场音乐会，因为那天正好是他或她最喜欢的乐队在表演；也许纯粹就是为了在日程表上打个钩，比如去教堂或洗牙。

我希望你能好好地拿出一本纸质的日程表（或者其他任何你用来安排时间的工具），花一些时间，把日程表上的事情列一个清单。如果你平时没有把大部分日常活动都记在日程表上的习惯，那么就把没有记在日程表上的事情也写进去。比如说，你可能不会把“去工作”这样的事情记在日程表上，但是既然你每天要在办公室（至少）待上八个小时，那就一定要把它列进去。

也许，你还会加上诸如“为家人做早餐”“给孩子打包学校午餐”“去干洗店洗衣服”等事项。花大约 10 分钟来完成这件事，并提出一个在现实生活中你如何安排时间的案例。

一个朋友曾经告诉我，我们可以通过看一个人的日程表来判断出他的信仰。一开始，我还不能理解她这句话的意思。在我完成了我现在正在教你的这个活动后，我看到了我一直缺少的东西。当我列出自己的日程清单之后，在我开始教“寻找你内心的声音”工作坊的参与者列出日程清单之后，我开始完全理解她的意思了。

这个世界上，对我们来说，时间是最有限的资源，远比我们的金钱更重要，一旦我们的时间消失了，金钱也会随之消失。一般来说，我们大多数人都认为自己至少能活到 80 岁，但是我丈夫的一个朋友在 43 岁的时候被诊断出癌症晚期，两个月后，他就离开了这个世界。虽然我们都知道诊断结果是癌症晚期，但是在他去世后，他的家人和朋友对此的感觉都是一样的：我们认为他还会和我们一起度过更多的时间。他留下了妻子和三个年幼的女儿，更不用说去实现下半辈子的目标和梦想了。对我们而言，时间真的是有限而宝贵的。

可是，为什么还有这么多人要浪费时间呢？我的朋友之所以说能在日程表上看出某人的信仰，指的是当你列出一天、一周、一个月、一年要做的所有事情时，你就开始很好地意识到：对你而言，什么事情才是真正重要的。你所想、所说的并不重要，重要的是那些对你而言真正宝贵的东西。也就是说，你崇拜的是谁，你的信仰是什么。我说的崇拜和信仰在这里是指你效忠于谁，效忠于什么意志。

我不希望你假装去考虑罗列事项清单。我真心希望你能真正地做到这一点。我希望你拿出一支笔和一张纸，把日程表上的事项都记录下来。然后，我还希望你能认真地端详这份摆在你面前的清单，并回答我下面提出来的问题。

但是，在你这么做之前，你要知道把日常事项记录下来（而不是仅仅思考它们）会迫使我们直接面对我们已经逃避太久的事实。这个过程可以是宣泄式的，比如，“我终于不用再装模做样了！”也可以是恐惧式的，比如，“我怎么一直都错得这么离谱啊！”但是，为了鼓励你走出这个不舒适的过程，走向更充实的生活，我首先要告诉你，在我做这个训练的时候，我身上发生了什么事情。

当我在纸上列出日程表上的事项时，我突然发现，大多数事项都很平常，比如，咖啡约会、晚餐会议、工作任务、锻炼身体，没有什么特别的。但是，当我看到它们如此清晰地摆在我的面前时，我不禁意识到，这张清单所表现出来的只是我希望给别人留下深刻的印象，但是并没有真正反映出我是谁，或者我在生活中真正想要什么。

一开始，我想把我某一天、一周或一个月里正在做的所有能够让我感到平静、快乐或充满活力的事情都圈出来，看看会发生什么情况。可是，说实话，还真没有太多事情可以圈出来。

我意识到，我日程表上的大部分事项都是围绕着如何让人们喜欢我，或者高度评价我，或者认为我是一个好人而制定的。换句话说，我做这些事情的目的就在于确保我的朋友、家人、同事、老板、熟人，甚至是我的 Instagram 粉丝为我鼓掌，并认为我很棒。承认这一点的确让我很不舒服，但是直到我看到摆在我面前的清单时，我才意识到我正在做一项交易：我在用自己的幸福去换取别人的认可。

这就是为什么我要鼓励你们用纸质的日程表，在纸上完成这个训练。不要在心里默默地做，这样达不到效果。

当你在纸上写下你对时间的承诺，而不是仅仅在你的脑海里不断地重复它们时，实际上你身上就会发生一些事情。只有这样，你才能获得一个全新的视角，拥有新的视野，进入大脑的另一部分。写作和思考虽然是相互联系的，但是两者并不相同。因此，不要只是在脑海中思考如何在你的日程表上列出一个事项清单，也不要仅仅在心里默想你对下面问题的回答。拿出笔和纸或者打开手机上的记事 App，把它们都记录下来。

- 我大部分时间都在做什么？
- 我为什么要做这些事？
- 根据我日程表上的事项来判断，我信仰的是什么？
- 当我走到生命的尽头时，我会觉得合理地花费了这一生的时间吗？
- 从哪里还可以腾出时间来写作呢？

用这种方式在你的日程表上寻找时间，看起来有一点笨拙，但是你很快就会了解到我为什么要从这里开始。尽管时间是这个世界上最有限的资源，尽管我每天都能遇到梦想去写作的人，但是我总是听到他们说着同样的话：我没有时间。

其实，我和别人一样忙。在我写本书的时候，我已经结婚了，而且怀孕了。我和其他五个人组成的团队经营着一家非常成功的公司。我是个“空中飞人”，经常飞到这里或者那里，在这个或那个活动上发言，或者与需要我们帮助的作者交流。我突然想到，如果我们把最宝贵的资源花在对我们来说无关紧要的事情上，也许我们就可以让父母开心，或者让配偶不至于崩溃，或者让教会和社区的人不会评判我们，又或者让我们的 Instagram 粉丝对我们印象深刻。但是，这样的话，我们就会始终在我们被赋予的宝贵生命的边缘徘徊。

这似乎不仅仅是写作的问题。其实，我们才刚刚开始，我们才刚刚发现自己对改变的抗拒。

为写作腾出空间就是为你自己腾出空间，为你的想法、你的感受、你的观点腾出空间。在你的生活中，有多少空间可以让你保持自己的观点？你允许自己有多大的空间，以确保不会引发一种可能被认为是不方便的感觉？或者你会让别人感到不舒服吗？这不适合某种场景吗？你会因为在小组谈话中表达自己的观点而感到舒服吗？看看你的日程表，你很快就会发现答案。

你每天能抽出 5 分钟、10 分钟或 20 分钟来写作吗？我的这个建议并不极端。如果你要开始一项新的健身计划，那你至少需要在跑步机上锻炼 20 分钟，再加上穿上这套健身服所需的时间——说实话，你可能还得去买一套新健身服，这可能需要花费很长的时间，而且要花钱。然后，你必须开车去健身房，做完运动，再开车回家，回家后还要洗澡。这么算下来，你至少得花费一小时的时间，一周至少要坚持三天。

在这里，我完全可以向你保证，就算你穿着内衣，也能很好地写作。你也不需要花费金钱去购买任何花哨的设备或者配件，除非你自己想买。而且，你还不必离开舒适的家。说到这里，你已经开始明白这个方法有多可行了，对吧？

我的建议是每天坚持 20 分钟的写作。如果你无法做到，那就试试 10 分钟。如果对你而言 10 分钟似乎也太长了，那就坚持 5 分钟。如果你能坚持 20 分钟以上，那就更好了。你会看到自己的身上将发生更大更快的进步。不用着急，慢慢来。从你的一天中拿出几分钟空闲时间或休息时间，利用这些时间来写作。你很快就会看到，你投入的时间与收获是成正比的。

正如美国著名的网球运动员阿瑟·阿什（Arthur Asher）所说的："从你现在的地方开始。利用你所拥有的一切能力，尽你所能吧。"

现在，我将带着你一起来完成在日程表上安排写作时间的过程。不管你用什么工具安排——iCal、谷歌日历或者一个好用的老式日程表，我都希望你能把每天的写作时间添加到你的日程表上。

你可能会点头并认为这是一个好主意。或者，你可能会认为这是一个蹩脚的主意，谁知道呢？但是，如果你仅仅在你的头脑中去执行这个过程，而不是在现实生活中去完成，就会出问题。这就是所谓的问题简单化！它听起来很简单，以至于你读完了这些话后，就以为自己真的做到了。实际上，你根本没有做到。

拿出你的日程表，跟我一起把这个过程完整地过一遍吧。我们将在你的日程表上添加写作时间。

你之所以要把写作时间添加到日程表上——哪怕只有5分钟，是因为我们的日程表反映出来的事实对我们来说是非常重要的。当我们把某个事项加进日程表时，我们就会认真地对待它。写下对时间的承诺，这会让它对我们来说更加真实。写下任何事情都能让我们感觉更加真实。还记得上次你预约时，我的同事告诉你要收爽约费吗？你把这个预约写在你的日程表上，这样你就绝对不会忘记了，因为你自己会去反复确认。

我希望你能以在你最喜欢的咖啡馆里和朋友共进午餐一样的心态，以同样的崇敬和忠诚来对待你为自己争取到的这一小部分时间。比如，有位医生很难约，那你就会提前几周去预约医生的时间。除非你生病了或有紧急情况，否则你绝不会忘记参加这些日程上的活动。因此，你要把这些事项都写在你的日程表上。这一小块写作时间也应该被如此对待。

你正在为自己腾出时间来。

你可能想知道你应该把这一块写作时间放在日程表的什么地方，那就让我根据科学研究给你介绍一些指导方法。

在晚上睡觉前你的身体和大脑的反应会变慢，然后整个晚上都会处于这种状态，直到你早上醒来。因此，安排写作的两个最佳时间就是在你起床的时候或上床睡觉的时候。

就个人而言，我更喜欢早上起床的时候。当我在我们的写作工作坊进行投票调查时，我发现这个比例大约是8∶2，胜出的一方是那些在早上写作的人。但是，事实上，每个人的情况都不一样。想想你是个天生的“夜猫子”还是“早起的鸟儿”。这可以给你一个判断的线索。如果你还不确定，那就两个时间都试一试吧。看看到底在哪个时间段写作，你会感觉更轻松、更自然。

说到早上的时间，你可能已经有点焦虑了，因为你的孩子在清晨很早就起床了，所以你在早上不可能有任何属于自己的时间。也许，你晚上一回到家就想躺倒在沙发上一动不动，因为你在办公室里已经忙碌一整天了。

实际上，随便什么时间段都没问题。如果你想把写作时间安排在上午 10 点，在你送孩子们去学校之后，或者把它安排在下午 3 点，恰好那个时候你有个工作间歇，那就这样做吧。刚才我说最好将它放在清晨和深夜，目的是让你更容易“顺便”进入你大脑中的最佳写作状态。因为，在一天中的这两个时间段里，你会得到大自然的帮助。但是，这并不意味着在下午或上午晚些时候写作就行不通。请记住：“从你现在的地方开始。利用你所拥有的一切能力，尽你所能吧。”

好了，现在你已经盘点完了你的日程表，也问了自己一些与你正在寻求的生活相关的非常现实的问题，找到了每天 5 ~ 20 分钟（或更长的）可以用来写作的时间，并在日程表上添加了那些关于写作时间的“提醒”。

从明天开始，你就可以按照预定好的时间坐下来写作。那么，现在我们还要做些什么呢？

打造属于写作的精神空间

当你已经找到了可以用于写作的实际地点和时间时，你的下一个任务就简单得多了。

在规定的时间里，你要坐在你选择的写作空间里，此时不要期望自己会写出任何东西来。是的，你没看错。你只要拿出自己喜欢的日记本和笔，或者打开你的电脑（请确保电脑没有联网），静静地坐在写作空间里，看着空白的页面。你不需要写下任何文字。

这看起来似乎是一个与我们的直觉相反的步骤，在这个过程中，难道不应该是寻找所有词语并把它们写下来吗？但是，请相信我。这是这个过程中至关重要的步骤，更不用说它能减轻你的压力了。

当你抽出一些时间，坐在一个特定的空间里写作，但实际上什么也不写时，你就会对接下来发生的事情感到震惊。突然之间，你开始非常清楚地看到你的精神状态。它很可能就像你的物理空间和日程表一样杂乱无章。

在某个时刻，你可能真的在想你需要去商店买些什么，担心你的同事今天早上似乎有点怪怪的，也尽量不去关注放在另一个房间的手机发出来的铃声（这是我的手机吗？是谁打来的电话？如果是我的孩子找我呢？如果是紧急情况呢），同时你还会想午餐吃了什么，因为你有点消化不良。我们的头脑里充满了分散的、不连贯的、矛盾的、无益的和让人难以置信的喧嚣不停的想法。

坐下来写作可以帮助我们开始放慢思考的过程，带着要把大脑中的思绪完全呈现在纸上和自己面前的崇高目标，我们需要放松自己。在写作之前，我们需要深吸一口气，开始厘清自己的思绪，将其按优先级排序，选择我们想要关注的想法，顺着思路走下去，把其他的都忽略掉。但是，在我们开始写作之前，我们就听到了内心深藏的苦闷。我得去杂货店买些柠檬和磁带。磁带是一个有趣的词。为什么是苏格兰？说到苏格兰威士忌，威士忌听起来不错……

当你坐着什么也不写的时候，你可能会发觉你的思维模式并没有多大意义。你的想法有点惊人，或者你的大脑一片空白。有些人突然担心自己失去了思考能力（别担心，这从来都不是真的）。有些人发现自己在想一些从来没有想过的事情。他们描述这种感受的时候，都说就好像有人在替他们思考一样。许多年来，成百上千的作家向我发誓，他们不是“真正的”作家，他们读他们的日记给我听，然后惊叫道：“我真不知道这是谁写的！”在这里，我们找到了真正的原因。

写作来自那个地方——来自你拥有的想法和感觉，可是你甚至都不知道埋藏在你意识之下的东西。实际上，它们对你的影响很大，可以帮助你改善身体健康状况，改变你的习惯和模式，打破旧的联系，建立新的神经连接，开辟新的前进之路。

就这样，你一个字都不要写。如果你有灵感闪现，那就写下一两个想法，此时没有什么能够阻止你。但是，你要知道这并不是重点。这个步骤的重点是在你的物理环境中找到写作的空间，在你的日程表上留出写作的时间，然后坐下来好好欣赏你内心世界的风景是什么样子的。也许，你可以画一幅画。也许，你一闭上眼睛画面就会浮现出来。也许，你会草草记下一些话。也许，你只是静静地看着空白页面。不管怎样，你坐在你的写作空间里，在你指定的写作时间里，开始集中自己的注意力了。

此时，你会感到非常惊讶，这真的太具有挑战性了。

你的大脑和空间

我不想讲太多脑科学知识，以免让你感到困惑，因为我希望这是一个有用的实用性工具，可以为你的生活腾出更多的空间。但是，如果我不能确切地向你解释为什么这些策略如此有效，就不能真正地帮助你了解如何去执行它们——除非你清楚地明白，当你腾出空间（或不腾出空间）时，你的大脑里发生了什么事情。

在第 1 章中，我们讨论了在任何一天里，你的大部分行为是如何被自动化的。这意味着你的大部分行动、回应、反应和动作都不是你自以为的那样是经过仔细计划和思考的，而是一种程序化的行为——通过节省你的时间和精力（我们人类最宝贵的资源）来帮助你养成生活习惯。

当你打破一个习惯或旧模式时，比如去度假，节奏的改变可能在一段时间内给你带来愉悦感，因为它是一种全新的、完全不同的行为，给你的大脑输入了一些新的信息和启发。但是，你的大脑最终还是厌倦了所有的新行为，它不得不开始重新回顾你一整天的程式化行为，你又开始渴望你以前例行公事般的有规律的行为了。大脑喜欢这种高效率。因此，当我们做出改变时，即使这种改变对我们有益，大脑也会进行抵制。此时，即使你非常喜欢这次度假旅行，你也想回家了。

当这种新的变化更持久时，情况又会如何呢？你是否曾经搬到一个完全陌生的地方，发现自己为一些小事情而感到精疲力尽呢？比如说，找一家新开的杂货店，找一名当地的牙医，弄清楚垃圾回收系统是怎么运作的。这是因为你的大脑在学习这些新东西时必须努力工作来开辟新的路径。最终，它还是会找到一种方法将所有这些全新的行为自动化，这样你就又可以重新找回自我了。我们的大脑会以这种自动化的方式来处理很多事情。对我们有利的是，它节省了我们的时间和精力；对我们不利的是，一旦一种行为被自动化了，它就会变得更难以改变。

我将在后面的章节中详细地解释如何利用写作来打破这些固有模式，但是现在你需要明白的是，我们大脑中形成和保存这些自动化行为的部分被称为大脑的边缘系统。这个部分很重要，因为你用于改变的力量就位于大脑的边缘系统，这里也有你最具创造性和创新性的解决方案。如果你想完成很多作品，那么它也是你最需要“访问”的大脑部分，是我们这里讨论的写作中最关键的所在，问题是我们不经常“访问”大脑的这一部分。

我喜欢把大脑的边缘系统比喻成你放在车库里的旧文件柜。它存储着我们不需要经常访问的记忆和不想重温的创伤经历，也是我们生活中的“系统文件”被详细记录和归档的地方，这样我们就不必经常去找它们了。还有一个很好的比喻，它就像你收藏在阁楼上的房子的建造图纸。尽管你不经常去看图纸，但并不意味着它不能完全反映你的房子的结构。

现在，你明白为什么我们不经常去翻看那个生锈的文件柜了吧。它们的位置很偏，找起来似乎很不方便。另外，我们也无法确定能在这些破旧的柜子里挖出什么宝藏。房子里的一切似乎都井然有序。因此，我们没有必要冒险去车库，还是待在屋子里面比较好。

前额叶皮层有时也被称为大脑的“高级思维”部分，尽管这是真的，但也有点误导性。我们现代生活中的大部分行为都会利用前额叶皮层——大脑中用于仔细评估、规划、组织细节、管理时间、提高生产力和效率的那个部分。那里的事情井然有序。我们大脑中的“房子”就是前额叶皮层。“车库”（“地下室”或“阁楼”）就是大脑的边缘系统，在那里一切都失去了控制。

你从来没看过阁楼上的设计图纸，但这并不代表它不在那里。你房子的设计图纸不会因为你重新布置了家具而不再是设计图纸了。我们大脑的边缘系统也是如此。当你一遍又一遍地做同样的事情而不知道为什么时，边缘系统通常会给出答案。

边缘系统如此强大，你务必要花一些时间多多“拜访”你的边缘系统，尽管你可能会犹豫要不要这样做。

这也是我希望你们在生活中为自己和写作腾出空间时所要做的。我要求你“放弃”大脑中用于管理细节从而使工作更有条理、更高效的部分。我要求你和自己在一起，这样你就知道设计图纸上真正发生了什么。

现在让我们来谈谈写作和边缘大脑。表达性写作有一种将我们带入边缘系统的魔力。事实上，当作家们在努力完成写作时，我会教给他们一些策略和习惯，帮助他们在一分钟内抑制前额叶皮层的活动，然后进入他们的边缘系统，从而完成更多的写作任务。这些习惯包括你现在听起来很熟悉的事情，比如运用你的嗅觉为自己创造一些物理空间，或者在早上写第一件事或者在晚上写最后一件事。

虽然前额叶皮层确实是我们大脑中的“高级思维”部分（我们也需要它），但这并不能准确地说明边缘系统在创造力、情感、想象力和游戏方面更胜一筹。当你花时间在你的边缘系统搜索时，正是在锻炼你的大脑“肌肉”。

当你写作的时候，你要走进车库，打开旧文件柜，把里面的东西拿出来——只是为了看看。当你筛选这些文件时，你会发现一些对你有意义的东西。比如，你现在的房子的设计图纸。你可能会想，这看起来很眼熟。

它可能没有太大的意义。你可以写下你感到非常陌生的单词。当你遵循我在本书中给你的一些提示时，你可能会问自己，这些文字到底是从哪里来的？这真的是我自己写的？当你挖掘出一个故事、一个梦或一个你不知道自己有过的想法时，你可能会觉得像是遇见了一个陌生人，或者像是第一次遇见了自己，或许两者兼而有之。

你也许根本就不知道这些东西一直保存在你的“车库”里，但是它们确实就在这里：正是这些未被触及的思维“文件”在支配着你的行动、反应和行为。在这里，你偶然发现了能够带来积极改变的最强大的资源。

这就是发自你内心的声音。

当文字变成声音

人们总是想知道写作是不是一种永恒的人生修行。在我的生活中，我还会始终为表达性写作留出空间吗？我每天都要这样吗？一直要这样做下去吗？

答案非常简单，当然不是。我也不是每天都坐下来写东西，就像我不是每天都去健身房锻炼。重要的是，你不能缺席这项完美的写作练习。关键在于你需要有一个写作练习期，要知道无论什么时候需要，写作都在那里等着你。

久而久之，当你养成了这个习惯，你就不必一成不变地坐在固定的椅子上，点上一样的蜡烛，在日程表上指定的时间段写作了。因为你的身体行为慢慢就会渗透到你的血液里，在你意识到这一点之前，在这个世界上为你的想法和感觉抢占一些空间，这对你来说并不陌生。表达自己似乎不是一个遥远的梦。

那些填满你正在创造的空间的文字将成为你内心的声音。它们来自你自己最真实的一面，它们引导你，帮助你清除“噪声”和杂物，这样你就总能找到回家的路。最终，你就不必再哄自己去写、去说、去感受、去付出了。文字、力量、心流和改变会接踵而来。

04

写作就是从无到有，勇敢创造

你要相信，每个人都有能力创造一个属于自己的全新生活。

The Power of Writing It Down

A Simple Habit to Unlock Your Brain and Reimagine Your Life

想象一下这样一个场景，在市中心一个贫困社区的学校里，教室被一群六年级、七年级和八年级的学生坐满了，而且大部分学生都是男孩子。这些学生的第一语言几乎都不是英语。事实上，这个教室里的学生说着 26 种以上的语言，英语读写能力从零（根本不会用英语交流）到六七级（会读或说英语，但写作和理解能力较低）不等。其实，这就是我 25 岁时工作的地方，除了硕士学位和 20 多岁时特有的少量必要的憧憬之外，没有任何东西可以支撑我的工作和生活。

这是我大学毕业后的第一份工作，我下定决心要做到最好，我要通过我这个小小的教室来改变世界。我决心放弃之前的几十位老师为这些学生设置的教学路径，重新设立全面的课程。我的同事和行政部门的工作人员警告我说，这对一个刚入职一年的年轻教师来说是一项艰巨的任务，因此我应该慢慢来，先庆祝一下小小的胜利。还有，忘掉我不会说第二语言的事实吧，除了几个月前我在哥斯达黎加待了三个月时勉强会说一些西班牙语。我决心帮助这些孩子们认识到语言可以帮助他们做任何他们想做的事情。我脑海中闪现着《自由作家》（*Freedom Writers*）杂志的希拉里·斯旺克

（Hilary Swank）的光辉形象。

在一个星期二的早晨，教室里一开始还和往常一样平静。忽然，两个 12 岁正处于青春期的男孩子开始在课堂上互相辱骂，他们一个比我高，一个留着稀疏的胡子。

不到几秒钟，我还没来得及制止，他们就已经从座位上站了起来，所有的桌子都被推到教室的两边，他们相互对视着，绕着对方转。

有几个学生跳起来闪避以保护自己，而另一些学生则盯着我，看我接下来要怎么做。说实话，我当时就懵了，呆呆地站在那里好几秒钟，一动也没动。看在上帝的分上，要知道，我当时才 25 岁。我在大学里学的是如何编写课程大纲，而不是应付那些激素分泌旺盛的十几岁的男孩。我根本就没有控制这种场面的能力。我满脑子想象着喷溅的鲜血和声嘶力竭的叫喊。我想象着其他学生的尖叫。我想象着事后和他们父母的对话。整个画面在我脑海里不断地快进。我伸手抓起了桌子上的电话。

“马上叫保安到我教室里来！”我对着话筒大声喊道。

我挂了电话，心安理得地等待着保安的到来。尽管这个场面很尴尬，但是我不得不承认，当时我脑子里的想法就是这样的：等大人们来了，你们的麻烦可就大了。

其中最大的讽刺是显而易见的。我就是房间里的大人。当然，可能会有其他一些成年人比我更有经验，而且他们有足够的身体素质以一种我不会或者对我来说不安全的方式进行干预。但是，请注意，我们有时候会很快假定别人有我们没有的答案，别人有我们没有的智慧，或者我们必须等待别人告诉我们什么是我们能做的，什么是我们不能做的，然后我们才能被允许去采取行动。这种精神状态极大地限制了我们，就像我在教室里一样，其实我们都是不负责任的成年人。

我害怕身处教室的空间里，我害怕用我作为成年人的声音来发号施令，这和我们许多人害怕站起来或者坐在桌边分享我们的心灵、思想和生活的原因是一样的。这也是为什么很多人害怕拥有已经属于我们的空间——我们的家、我们的学校、我们的社区、我们的世界。我们以为别人比我们更了解这些地方，更清楚该如何去做。

这就是空白页的戏剧性。

从无到有是令人生畏的，所以我们始终等待着别人去做。

网上流传着这样一句话："我们太想成为成年人了……看看现在的我们吧。"最近，一位朋友也表达了类似的观点。她说："小时候，我总是迫不及待地想长大，这样我就可以自己做决定了。现在，我愿意付出一切代价，只要有人告诉我下一步该怎么做。"当我们知道自己拥有为自己做出决定的权力的时候，就会产生某种压力、责任，甚至是恐惧。我们可以创造出任何我们想创造的东西。我们都长大了。我们必须做出这样的选择。

该死的，这太糟糕了！

作为父母，作为老师，作为企业或世界的领袖，我们花费我们一生的时间去说服别人这是真的。我们告诉身陷一段糟糕恋情的朋友："事情本不必是这样的，你没必要这样生活！"我们鼓励公民走出去投票，因为“你的声音会带来改变！”我们告诉我们的孩子“做出最好的选择”。一般来说，我们相信我们可以发挥某种能量，对我们的环境产生积极的影响。但是，轮到我们自己时，情况又是怎样的呢？

你是否已经向现实世界投降了呢？是否决定就这样苟且地生活下去呢？还是相信你可以创造一个属于自己的全新生活呢？

当我想到网上那句话和我朋友对我说的话时，我就想象着自己回到了那间教室，手足无措地懵在那里，等待着“大人”出现来解决我的问题。这件往事促使我去思考是什么让写作拥有如此强大的力量，甚至能改变我们的生活，同时它又是如此的可怕和具有挑战性：它能让我们重新掌控自己的一切。

在现实生活中，有太多的人就像那天站在教室里的我一样：等待着某个人出现，告诉我们下一步该做什么，为我们来回答人生中遇到的重大问题，给我们提供一套让我们感到安全的规则。我们始终追求安全和保障，但是创新和创造力却往往发生在安全和保障的边界之外。写作本身邀请我们进入这个过程之中。它邀请我们坐在创造力之桌的旁边，来到我们自己的人生之桌的旁边。

想象一下，你坐在人生之桌的旁边，成为掌管你人生的首席执行官（你本来就是）。作为首席执行官——人生的负责人，你必须评估你生活中每个领域的状况。你要不遗余力去做到这一点。你必须评估财务状况、恋爱关系、工作、生活、孩子的教育、家务、公司的业绩、员工的满意度等。你还必须做出影响事情走向的关键选择。

把头埋在沙子里装鸵鸟对你没有帮助——这样做你就是在逃避作为首席执行官的责任。没有人会来帮你解决你自己的问题。毕竟，你才是自己人生的首席执行官。即使事情很糟糕，你的工作职责也是帮助整个团队提高士气，不断尝试新的方案，放弃无效的方案，转向不同的发展轨道。你是首席执行官，一切都由你说了算。

有太多的人表现得像“比尔”，只是坐在会议室的后排给每个人倒咖啡，而不是像我们人生中的首席执行官。在工作中，你可能是坐在会议室后排的比尔，但在人生中，你就不是比尔了。你得坐在会议室的前排，一切由你说了算！写作能帮你找回开启自己人生的钥匙。

然而，我们大多数人在拿起笔，想一劳永逸的开头时，往往会犹豫不决。原因很简单，我们害怕碰到白纸上的空白。

空白页

2010 年，当我辞去全职工作，开始写我的第一本书时，我对自己的写作生涯有一个宏大的愿景。我想象着自己躲在一家咖啡馆里，阳光透过窗户洒进来，耳机里播放着流行乐队的音乐，美妙的话语从我的大脑里毫不费力地流淌到我的指尖。

这是我对成为一名作家的体验的描述。然而，事情完全不是这样的。

事实上，在我那几乎空空如也的公寓里，我大部分时间就是坐在地板上，甚至为了尽快完成工作而几天不洗澡。这份工作是给一个治疗性功能障碍的药物写广告文案——这是我在房租快到期之前能找到的唯一一份有偿工作。晚餐我只吃燕麦片，外加花生酱，因为我要精打细算，不用去麦当劳就能把一顿饭控制在 1 美元以下。

甚至当我接手的有偿工作项目变得稍微有趣一些的时候，我才开始坐到办公桌前写作（可惜，还是好几天不洗澡），桌子上放着一排女童子军饼干。我告诉自己，每写完一段，我就可以吃一个。这是我用来贿赂自己的饼干。这完全不是我想象中的写作生活。

更糟糕的是，我发现自己处于一种非常奇怪而危险的境地。为了腾出时间来写我的书，我放弃了全职工作，我没有固定的收入，为了生活，我每天都在为网站、品牌、宣传广告，甚至是别人的书籍写文案。我的时间怎么又被莫名其妙地占用了？就算我有了多余的空闲时间，可为什么当我不得不坐在那里不动，盯着那张空白纸时，我却想逃呢？就像我一直希望的那样，我终于成了自己日程表的主人，但是我仍然没有真正地开始写作。我的问题出在哪里呢？

自那以后的 10 年里，我奇迹般地发现，我的这段经历并非特例。我们在把文字写到纸上的过程中，会有一种戏剧性的效应，那就是我们会找到各种理由来逃避。文字对我们的进化越重要，这种戏剧性效应就越大。斯蒂芬·普雷斯菲尔德（Stephen Pressfield）在其美丽的宣言《艺术之战》（*The War of Art*）中就描述过这种戏剧性效应，如果你还没有读过，就请找到这本书读读这部分内容。

那么，现在问题就变成了我们如何让这种戏剧性效应变得有意义。

请思考一下，不管你是谁，或者你在生活中有多么想写作，空白页的戏剧性效应都很重要。将文字写在纸上的行为是对我们脚踏实地进入生活的一种隐喻——这意味着我们不再踮着脚游走在生活的边缘，思考我们希望“生活”如何不同。实际上，我们带着必需的所有能量和创造力站在我们的生活之中。我们决定利用现有的资源开展工作。也许，我们开始的时候什么都没有，除了一些杂乱无章的想法或观念在我们的大脑中回荡。我们只带了很少的资源。随着时间的推移，我们希望能学会如何把它们变成有意义的东西。

我们正在开启一项“从无到有”的创造性工作。我曾开玩笑地说，写作是为数不多的几个在你取得进步之前几乎肯定会退步的任务之一。也许，你整天都在瞎转圈。也许，你在试图解开一个不可能解开的死结。也许，在你找到金子之前，你会“浪费”数百个小时的宝贵时间（讽刺的是，这些“宝贵”的时间是你获得财富的唯一途径）。我讲完了那个笑话后，不禁长叹一声。我意识到我所说的话是什么意思。

在这个世界上，不只写作是这样的，信仰、人际关系、为人父母、创业以及我们在现实中所做的一切都是如此。我们可能都会绕很多圈子，都会碰到无法解开的死结，花费大量宝贵的时间去管教孩子，或者试图扩大生意规模，或者问自己到底是否信仰某种宗教。这样做有什么意义吗？真的会有什么意义吗？我能把它们变成美好的东西吗？谁知道呢！

要想知道答案，唯一的办法就是开始行动。

写作能教会我们做一些生活每天都在要求我们做的事情：签到。我们每天都要面对空白页，至少要在纸上写几句话，就像我们每天都要出现在我们所生活的故事中一样。即使我们写在纸上的不是什么“美妙”的词语，就算它们后来都被删除了，它们也会以一种特殊的方式指引我们下一步该做什么。它们就是我们的指路明灯。就算它们指的是倒退的方向，它们也是前进的信号，因为有时我们也会以退为进。写作还能教会我们平和地对待生活中不可避免的弯路。

除此之外，写作还能教会你对自己负责，因为除了你自己，没有人能在你的空白页面上添加任何文字，没有人能代替你过自己的生活。当你练习写作的时候，你会发现只有你自己知道写作应该是什么样的。当然，你可以向别人寻求建议和反馈，但你是唯一能做到这一点的人，因为只有你能把你的心声写在纸上。你要学会使用你所拥有的资源来做你力所能及的事情，然后慢慢开始编辑，重新安排你的文字，重新想象你自己、你的家庭、你的社区，甚至是整个世界可能发生的改变。

当你开始时，你永远不会真切地知道结局如何。当你开始时，你通常也不知道结局会如何。有时候，你自以为知道结局，但中途就会发现，你对自己的目标的判断是严重错误的。无论如何，你每天早上都要回到属于自己的页面上进行编辑、删除、润色甚至是返工，而且只需要比昨天多添加一点儿信息、解决方案和观点就行了。你需要做的就是努力，努力，再努力。说到这里，我希望你能回到本章的开头，当你从头再读一遍的时候，想想这个问题：这一章的标题是不是可以改成“这就是写作！”或者“这就是生活！”其实两者的意思是一样的。

两种戏剧性效应

你知道一些电影中的主角吗？上天总是特别眷顾他们，他们身上总是有事情发生，总会出现一些危机，总会发生一些绝望的求助。他们出于某些原因被冤枉了，被利用了，或者被伤害了。你肯定知道我说的是谁，你不假思索就能想出这样的朋友。你现在正试图为他的行为进行辩护。其实，他们的生活并没有那么戏剧性。他们过得很艰难。他们会尽力做到最好。是的，这就是我希望你们在这一章中记住的关键内容。

现在，请在脑海中想象一张脸部照片。它将帮助你完成我在这一章中要求你做的事，那就是拥抱空白页的戏剧性效应。你必须同时爱它、恨它、拥抱它，并且不能宽容它，就像你对待你的朋友一样。

我已经尽我所能让你进入这个过程了。但是，我很抱歉地说，当你开始把文字写在纸上时，两种戏剧性效应肯定会浮出水面。第一种我称之为“外部戏剧性”效应，第二种我称之为“内部戏剧性”效应。接下来，我们先来处理“外部戏剧性”效应。

上周五下午，我本来要写一篇文章，今天就要把它交到我的编辑手里。但是，现在编辑肯定收不到这篇文章了。原因很简单。当我坐下来准备写这篇文章的时候，我突然收到了父亲发来的一条令我震惊的信息，他说我妹妹因心脏病发作被紧急送往俄勒冈州波特兰市医院的急诊室了。我妹妹今年才 33 岁，是三个孩子的母亲，她一向健康、活泼，竟然也会突发心脏病。当然，这条信息使我的写作计划突然中止。虽然我妹妹经过几个小时的救治，病情已经稳定下来了，但是在这期间，我没有完成任何写作计划。

我不能责怪自己。

到了第二天，我本来计划补上前一天落下的写作内容。然而，我一觉醒来却听到了这样一个坏消息：一场突如其来的龙卷风袭击了我曾经居住过的田纳西州纳什维尔的老社区，差点儿把我住过的公寓楼给摧毁了。我开始发疯似的给我所有的朋友发信息，以确保他们每个人都安然无恙。幸运的是，大多数人都没有受到龙卷风的影响。尽管如此，我还是一个字也没有写，而是花了一上午时间观看无人机拍摄的我曾经住过的公寓大楼的视频，想象着自己住在那间公寓里，想象着可能发生的每一种最坏的情况。我的写作计划又搁置了。

到了第三天，我的写作进度真的落后了。我提醒自己，要下定决心写作了。没有什么事情能再让我分心。然而，我丈夫发来信息说，新型冠状病毒—— 一种超级危险的病毒，正在全球蔓延，导致好几项文化活动被取消了，他的生意损失将超过 100 万美元。我环视了一下房间，提醒自己：我现在很安全，拥有需要的一切，我们没有破产。最坏的情况是，我们可能不得不调整自己的生活方式。这没有什么大不了的。尽管如此，我还是忍不住去设想各种最坏的情况。我的写作计划第三次完全搁置了。

现在，让我来解决这个问题。在此，我并不是要说，因为我决定从事写作，所以才不知道为什么我妹妹心脏病发作，是什么导致龙卷风袭击了纳什维尔，或者新冠肺炎疫情的暴发如何影响了我的健康和经济状况，甚至影响了全世界。那简直太荒谬了。实际上，我想说的是，当谈到我们生活中的“外部戏剧性”效应时，我们的写作可以以一种有趣的方式来揭示一直存在的东西，那就是：我们试图将精力聚焦在一件事情上的行为揭示了我们一直以来都受到外部事物的侵扰，总是会分心。

暂时忘记我度过的这个特别戏剧性的一周，想一想，我们每天要面对多少“外部戏剧”的侵扰或分心。我们每天都被成千上万的商业广告信息轰炸着，我们被全天滚动播放的新闻“钩住”，导致我们对每一件小事都感到恐慌。我们的智能手机也会分散我们的注意力。手机不断地发出叮叮声，提醒我们，并试图引起我们的注意。

如果你打算用任何一种方式让自己保持在当下，与自己内心的声音保持一致——这个过程就如同把事情写在纸上一样，你就是在逆流而上。我们的世界并不是以一种有利于精力聚焦的方式来设计的。

因此，当谈到“外部戏剧性”效应时，我们必须承认它是始终存在的，它是不可避免的。尤其是当你盯着一张空白的纸进入写作过程的时候，它必然会比平常更加显著。突然间，你会发现这个世界是多么纷杂，不断地分散着你的注意力，而你一直都生活在这种分散的注意力中。

在我们进入“内部戏剧性”效应之前，我还要说最后一件事。我们可以决定如何应对“外部戏剧”——这个决定取决于“外部戏剧”的严重程度和一些有意识的评估，比如说，“我现在有多少精力去做这件事？”通常，这是由我们的习惯性思维来决定的。当你收到爱人遇到麻烦的信息时，或者得知你的家乡发生了自然灾害时，你会做出什么样的反应呢？这些事件当然值得我们关注。但是，你有没有像我一样冲动，无视现实情况，总是设想最坏的情况呢？

你对这部戏剧的理解是否超出了它的范围？如果让“外部戏剧”把我们从写作中抽离出来是为了做一些有意义的事情来帮助需要的人，那就不一样了。比如，飞到波特兰去照顾我的三个侄子，而不是为了不必要的恐慌；比如，“她可能已经死了，看在上帝的分上，如果换作我，我可能已经死了！”你看到两者之间的区别了吗？如果我放弃写作计划去纳什维尔帮助清理废墟，那还是值得的。如果我花三个小时的宝贵时间一遍又一遍地看 30 秒无人机拍摄的录像，想象一个实际上并没有发生的威胁生命的场景，那就另当别论了。

实际上，我不会因为没能在截止日期前完成写作计划而自责。这只不过是写作的最后期限，不是世界末日。但是，在那一周之后，我比以往任何时候都更清楚地意识到那些激发恐惧的神经通路，它们是多么容易令人不断地深陷其中啊。我更习惯于想象最坏的情况，即使我知道这样做会适得其反。这让我更加清楚自己是多么容易分心，甚至与自己内心的声音失去了联系，而写作总是把我带回到正确的道路上。这就是写作训练所具有的奇迹般的力量，即使在我没有真正写作的时候，也是如此。

“内部戏剧性”效应和内部工作

既然我们已经了解了“外部戏剧性”效应，现在我想谈谈“内部戏剧性”效应。你可能已经注意到了这一点，那就是“外部戏剧”和“内部戏剧”是可以联系起来的。我们要关注龙卷风、心脏病发作和受疫情影响的活动被取消的“外部戏剧”是如何触发自己的“内部戏剧性”效应的——内心那个巨大的、戏剧化的、不断重现的声音。这个声音一直告诉你，世界上的一切都要崩溃了，你应该做好更多的准备，没有人会是安全的！

这种声音就像你那个特别戏剧化的朋友在凌晨三点给你发了一连串信息，但最后你发现他一切都还好。我们都有一个这样的朋友（“外部戏剧”），我们都有这样一个声音住在我们的内心（“内部戏剧”）。事实上，我想说的是，我们之所以还和这个朋友交往，部分原因是这是一个多么绝妙（和方便）的从我们的“内部戏剧”中转移注意力的机会啊！人们认为通过这种奇怪而扭曲的方式，自己更容易处理“外部戏剧”。

但是，尽管“内部戏剧”并不简单，但是它对我们却有极大的帮助，仅仅是因为它讲述了真实的、未经过滤的真相。这可能不是你最自豪的声音，但这是一个需要被听到的声音。写作可以帮助我们倾听这个发自内心的声音。

如果我们能学会抚慰和应对我们的“内部戏剧性”效应，当真正的灾难来临时，我们就会更积极、更集中精力地以更优雅的态度来关注和做好回应的准备。如果“外部戏剧”对我们而言不再那么戏剧化了，会怎么样呢？

下面就是一些你需要知道的关于“内部戏剧”的内容。与“外部戏剧”不同，当我们翻开空白的一页时，“内部戏剧”就会自然地被调动起来。换句话说，虽然写作和“外部戏剧”之间没有直接的因果关系，但当涉及“内部戏剧”时，这种联系是不可否认的。

也就是说，当你坐下来写作的时候，你就可以预料到，你内心的戏剧女王即将会登场。这样你就可以和她对话了。你也可以预料到你内心的一部分并不情愿这样做。这就是为什么当你该写作的时候，你的内心就会开始抓狂，因为你不记得上次洗床单或清理冰箱是什么时候了。我不得不承认这一点，但我已经花了很多本应用来写作的时间来清理冰箱里的瓶瓶罐罐了。幸好我已经处理好了。

我几乎可以保证，当你开始真正把文字写在纸上时，一部戏剧就会浮出水面。当这些发生的时候，我想让你把这部戏剧想象成一场地震。

我住在加利福尼亚州，加州人一直担心的一件事就是大地震。这绝对是当地居民的一件大事。我们在车库里储存了不少瓶装水，还有一些食物，如果真的需要，我们可以用它来补充水分。其实我们准备的算少的，甚至不及大多数人的十分之一。最近，我在听“生存播客”的时候了解到，如果大地震来袭，你就不应该跑出大楼，因为如果你往外跑，可能会摔断腿。

我想说，谁知道什么时候会地震呢？朋友们，未雨绸缪真的很重要。

总之，在我写这本书的时候，洛杉矶地区就发生了几次较小的地震。我们有震感，但是没有东西从架子上掉下来。这几次地震没有造成任何损害。我告诉一位朋友，这让我非常担心——也许这些地震是更大地震来临的前兆，我非常想增加我们的生存储备。可是，他的回答令我感到吃惊。

他说，现在发生这些小地震是一件好事。它们正在释放地壳的能量，也许能在大地震前为我们多争取一些时间。

我可以想象，当你盯着一张白纸时，你所看到的戏剧性场面可能就像地震释放能量一样。我很遗憾地说，如果你已经有好几年甚至几十年没有在你的生活中释放任何能量了，那么这场戏可能会异常激烈。愤怒、悲伤、被压抑的理智或任何隐藏在外表之下的东西都想要宣泄出来，当你给它们打开一个阀门时，它们就会喷涌而出。

激烈的程度取决于你压抑的情绪被关在那里多久了，你可能会觉得有些不知所措。它们可能突如其来或非常令人尴尬。我的一个客户，当他第一次打开表达性写作的闸门时，竟然在会议室里号啕大哭起来——这是他以前从来没有在他妻子面前做过的事。这就是空白页的戏剧性效应。但是，这些激烈的情绪表现是我们可以信任的一种宣泄，是一种净化我们内心的情绪宣泄。

这个地震的比喻不太适合我，因为我的感受不像地震。我想提醒你们，其实你们自己掌控着戏剧性效应的音量调节器。你完全可以把音量调大或调小。你可以自主决定，把它的音量调到刻度 10，这样你马上就可以感受和处理这一切了。或者，也许你想把音量保持在刻度 2，然后慢慢来，一次处理一件事。

这都是你的专属特权。如何去做因人而异，绝对没有对错之分。

如果你想把音量调到刻度 10，这可能意味着你要腾出大量空间来写作，获取你非常渴望的东西，甚至当戏剧性效应来临的时候，也要继续全身心地投入到这个过程中去。如果你选择这样做，我想我可以建议你在这个过程中加入一个强大的支持系统，那就是一个好朋友，一个专业的心理治疗师，或者一个像 AA 或 Al–Anon 这样的心理康复社区。我是这样想的：一旦你陷入深深的痛苦之中，要确保在黑暗吞噬你的时候有人可以帮你解脱出来。

顺便说一下，这就是我采取的方法——调大音量。我讨厌半途而废。我把全部东西都押上了。如果我做事没有那种风风火火的感觉，我就没有任何乐趣。

但是，如果你有一颗平常心，不像我完全是一个戏剧女王，那么你可以将你的音量一直保持在刻度 2，两者的意义是一样的。也许，效果会更好。将音量保持在刻度 2，就像每周花几天时间写作一样，一周三到四天是理想的状态，每次写作 10 分钟。注意一些戏剧性的小片段，然后休息一下，好好咀嚼一下，思考一下。等你准备好了，再回到这一页。

写作可以帮助你释放一些内心被压抑太久的能量。当你心中有什么事让你心烦意乱的时候，你会向朋友发泄一通，这会让你感觉好些。你肯定有过这种感吧？这就是写作的力量。你可以把你的恐惧、沮丧、压力和焦虑都留在纸上，然后更轻松地离开。

这是一切的开始

比利·柯林斯（Billy Collins）多年蝉联美国桂冠诗人，他是一个懂得文字力量的人。他曾经写过一首名为《亚里士多德》（*Aristotle*）的诗，开头是这样的：

> 这是一个开始，
> 几乎任何事情都有可能发生，
> …………

接着，他描述了几个美好的开端。在这里，我就不引用整首诗了，你们有兴趣的话，可以自己去完整地阅读这首诗。这是一个无与伦比的描述，它描述了开始一件事是多么的美好和可怕。当你对自己做出承诺，你就将开始写下你的想法、观念和感受，你要腾出空间去真正把它们写下来。然后，你要面对空白页的戏剧性效应，你开始意识到，做任何事情在开始的时候都是令人恐惧的。

在我们的直觉中，我们对新事物和新开端的看法并非如此。也许，我们可能会说，我们喜欢新鲜事物，喜欢一个全新的开始，喜欢在人生的某个领域重新开始。如果你的生活不必总是被你犯下的巨大错误所改变，那该有多神奇啊！如果你能接受你现在知道的一切，重新开始你的婚姻，那会有多大的帮助啊！如果你能回到职业生涯的起点，重新开始，你会觉得多么有力量啊！如果能从头再来一次，你会不会做得更好呢？

新开端的新鲜感和无限的可能性正是空白页带来的巨大力量和象征意义，这也是我们尽力回避它的原因。我们渴望有新的开始，但也会因此感到恐惧，因为这意味着一切从零开始。有些人甚至连饼干都不会做，就去烘焙从杂货店乳制品区购买的做好的生面团。所以，当从零开始的一切涉及你的恋爱关系、你的事业或者为人父母时，你就会感觉很可怕，这确实很可怕。这只是一个开始，接下来几乎任何事情都有可能发生。

这样，面对空白页时，它就会提醒我们，每天都有机会从头开始。从肉体层面上来说，这可能不真实。但从精神层面上说，这的确是真的。每一天我们都在重新开始，所以不要太执着于我们昨天做的事情，不要去管过去是好是坏，过去的就过去了。每天在空白页上写下一些新的文字就行了。

戏剧发挥的作用

令人难以置信的是，戏剧具有一种能让你集中注意力的作用。问一个处于危机中的人昨晚吃了什么，他们肯定记不得。戏剧就像激光一样，可以把我们引向需要我们关注的地方。它能帮助我们瞄准目标。

说到这里，大家一定觉得，这里出现了矛盾。难道戏剧性效应不仅能分散我们的注意力，而且还能迫使我们集中注意力吗？“外部戏剧”会让我们远离写作，但“内部戏剧”却会让我们坐下来写作吗？对我而言，这正是写作训练中蕴藏的奥秘，但是我也能理解，这确实有点令人困惑。所以，如果你不记得这一章前面讲了什么内容，那就请记住：写作训练的戏剧性效应不仅仅是让我们完成更多的写作，还能决定我们会成为什么样的人。接下来，我给大家解释一下。

上周，我接到一个朋友的电话，他正在写他的第二本书。这个朋友不仅是我所认识的最杰出的思想家之一，还是一位出色的作家。最重要的是，他还是一位了解大脑如何运作的科学家，所以他了解支持创意的最佳实践方法。因为他在写作过程中拥有这些优势，你会认为这将保证他能不出差错地驾驭整个写作过程。

当他打电话给我的时候，他说话的语气就像许多作家在写作计划进行到一半的时候所表现出的那样疯狂。这有点像间歇性精神错乱——就像失去了与正常生活的联系。当你生活在书的世界里，时间就会在你的日常生活中发生逆转。由于我所从事的工作，我已经预料到了这一点，也就是说，当我听到他说出这些出人意料的话时，我并没有感到惊讶。

“书稿的截止期限快到了，我想我完成不了。我差一点就把它发给你了。”这句话的结尾充满了暗示性——就是把半截书稿寄给我，让我帮他完成这本书。

我知道他是在开玩笑，但是又怀疑他可能会这样做，如果当时我存在投机心理，我完全可以报出我一整年的工资来作为完成这本书的报价，我想即使如此他也会把书稿交给我。在此，你可以感受到，当我们写作受阻以及截稿日期到来的时候，我们会有多么绝望。

相反，我告诉他，不要着急，去做他该做的事情。去陪陪他的家人；给他的出版商写封邮件，请求延期交稿（没有人会因为错过交稿日期而被判死刑——如果真是这样，我们身边会有很多死去的作家）；出去散散步；或去看场电影；或开车去音乐厅听听音乐。不管做什么，只要能让他的大脑休息一下就好。然后，我告诉他，休息后再回到要写的那一页。当我们不再苦苦寻找答案时，答案就会悄然而至。当我们心情足够放松的时候，它们才会到来。

我还告诉他另一件关于作家遇到写作瓶颈的事。这并不意味着他没有资格写自己的书。谁能比他更有资格写这本书呢？这是一个正常的、预料之中的过程。如果他把书稿交给我来完成，他就会错过写这本书的过程中产生的所有益处。他写的书在送到读者手中之前，首先对他自己是有益的。

我告诉他，改变从来就不是一件容易的事。现在改变正在发生，这本书正在改变他。我告诉他，我可以帮助他看看卡住的那几章，但是如果我帮他解决了这个问题，他就得给我付钱了。他很清楚这一点。我不需要向他点明，但有时候听到真相还是有帮助的。我知道他有能力靠自己打破自己的窠臼。当他这样做的时候，他就能找回自己的信心和能力，这是伴随着打破枷锁而得来的。如果他不这样做，他也不必一定要这样做，他就会发现自己以后又要回到原来的老路上了。写作训练就是一场人生修行。

没有人能替你做这件事。

我的朋友挂了电话，继续写作。几周后，他终于完成了那部书稿。我还没有读过，所以我不能告诉你，它是不是一部杰作（以我对他的了解，我相信它确实是一部好作品）。但是，我可以告诉你，当我后来再见到他时，他对我说了什么。他说："谢谢你，是你让我恢复了自我。"其实，我什么也没有做，我只是让他去继续写作。但这就是写作发挥的作用，它会一次又一次地唤回我们自己。

写作会让我们成为最强大、最有韧性、最美好的自己—— 一直以来最真实的"我们"。

在这个世界上，出版一本书从来都不容易，但是写一本书却从来都不困难。在这个充满着"你不是作家"的杂音的世界里，只有少数勇敢和坚韧的人才能在噪声中听到自己内心的声音。那些成功做到了的人，将会拥有远胜于名望、金钱、平台或舞台的东西。他们将拥有此生所能获得的最有价值的东西、唯一不能从他们身上拿走的东西：他们将听到自己内心的声音。

05

写作让我们从混乱中找到意义

人生的意义往往始于问题，而不是答案。

既然优秀的作品源于伟大的思考，那么好的作品总是从好的问题开始就不足为奇了。我们倾向于写那些让我们感到困惑、让我们逃避或启发我们更深入思考的事情。在生活中，我们遇到的问题几乎都是我们在写作中不停探求的问题。这样，写作给我们带来的益处就在于，写作将帮助我们找到这些问题的答案——其实答案一直都在那里。

我的客户选择写这样一些主题，比如说，流产对一个女人来说意味着什么，如何度过失去亲人那难以承受的痛苦时期，如何摆脱堆积如山的债务，当你在成长过程中学会的“信仰体系”崩塌时该怎么办，与上帝交流是一种什么样的感觉，或者在遭受创伤性虐待后如何找回自我意识。

我最近辅导了一位女士，她正在写一本即将成型的书。她从小在摩门教的环境里长大，在高中时，她意识到自己与同龄人和朋友们都不一样。现在，在她的书中，她将公开表明自己是同性恋，而且一直都是，尽管她花了几十年的时间才敢告诉家人和朋友自己真实的性取向。

我们在一起的日子里，我问了她上百个问题。我问她保守的摩门教家庭是什么样的，她的每个兄弟姐妹是什么样子的，以及他们对此有什么反应。当她讲述自己的故事时，我意识到为什么写这本书的欲望一直在她心中燃烧着，以及为什么她必须要写这本书。因为，这本书将帮助她回答很多人关于信仰、性取向和生活的诸多复杂问题。

- 我好吗？
- 我可以做我自己吗？
- 如果我做我自己，人们会拒绝我吗？
- 如果我的信仰不再适合自己，我该怎么办？
- 我能与自己仍然虔诚的信仰和平共处吗？
- 我能和这个世界上不接受我的人和平共处吗？

她的写作之所以有趣，并不是因为她有摩门教神学学位（实际上她没有），也不是因为她的语法很完美（实际上她的语法水平远达不到这个程度），更不是因为她经历了一些其他人从未经历过的奇妙事情（实际上她也从未经历过）。也就是说，实际上，她比别人没有任何优势。但是，她之所以被这个写作计划吸引了，她的作品之所以如此引人瞩目，是因为书中提到的这些问题都很有趣，也很普遍。谁不会去问这些关于他们自己和他们的生活的问题呢？

优秀的作品总是始于伟大的问题。

我还有一个客户，名叫辛蒂。她是通过她儿子布拉德找到我的。布拉德是我的同事，在另一个机构里教授写作。有一天，他打电话给我说，他有一个新客户要交给我，就是他的妈妈。十多年来，辛蒂一直在写她的书。1963 年，伯明翰第 16 街的浸礼会教堂发生了爆炸案，其中有四名年轻黑人女孩遇难。这个灾难性事件深深地吸引着辛蒂。对于这个事件，她做了大量的调查和研究，在图书馆里经常一待就是好几个小时，翻阅了大量的影印文件资料。她还申请查阅官方的城市档案，并花了几天时间仔细研究这些档案。

尽管辛蒂和该事件没有任何个人关系，但出于某种原因，该事件却深深地吸引着她。其实，这是一个非常普遍的现象。有时候，我们甚至无法解释为什么我们要问这些问题，但是我们确实会问这些问题，因为它们能吸引我们的注意力。它们能让我们一大早就爬起来。它们会在半夜把我们唤醒。这些问题（尽管辛蒂还不能完全理解）正带着她踏上一段漫长而令人困惑的旅程，直到她感到这些问题都得到了回答，这段旅程才会结束。

对她来说，这一事件可能是个公共事件，并非她的私人事件，但是书中提出的问题却肯定是属于她个人的。

- 一个普通男孩能创造出奇迹来战胜世界上的黑暗吗？这个问题将我们带进了哈利·波特的世界。
- 当人类与自然界发生冲突时，人类会如何应对呢？这就是史诗级电影《泰坦尼克号》吸引观众的地方。
- 这位美丽的公主会成为王后吗？正是这个问题促使我们对灰姑娘的故事产生了浓厚的兴趣。

有趣的问题创造出有趣的故事、有趣的写作和有趣的生活。问题不断地吸引着我们，推动我们去写作。这两者之间的联系是显而易见的。

你的大脑在思考问题

我们暂且停一下来讨论这样一个问题，那就是当你在提问的时候，你的大脑里发生了什么。想象一下，现在有个朋友给你发了一条信息，说：“我有个秘密要告诉你，你今天晚些时候给我打个电话。”在你给朋友打电话之前，你会不停地在想什么呢？你会问自己，这个秘密是什么？你知道存在一个秘密，但你不知道这个秘密是什么，这会激发你的好奇心，它几乎令你抓狂。

这是有原因的。我们的大脑天生就会提出问题和寻找答案。从进化论的角度来看，这有助于驱动我们采取行动来维持自身的生存。今天去哪里找吃的？我将如何保护自己和家人？我能相信谁？谁是敌人？我会嫁给谁？我会选择什么职业？退休对我来说会是什么样的？你可以看到我们不断地提问和回答问题，这对我们是非常有益的。

一旦我们对安全的迫切需求得到满足，这些问题就会变得更深刻一点。什么是我生命中真正重要的？什么是可以舍弃的？是否存在一种比我更强大的神圣力量？如果存在，它会如何影响我的生活？我在这里是为了什么？是什么让我变得如此重要？我完成了所有使命了吗？人生还有比这更重要的任务吗？此时，你可以再次看到提出问题和回答问题确实会促使我们成为最完美的、最优秀的自己。

这些问题真的会让我们陷入一个死循环，就像一个旋转木马，不管是好还是坏，在问题得到解答之前，我们都不会停下来。正如我在前面提到的，这对我们是有益的；但不幸的是，这对我们也有不利的一面。例如，能让我们生存下去的问题也同样会让我们回到一段糟糕的或不适合的亲密关系中。我们一直在问一个问题：怎样才能让他爱我？或者我如何结束这段关系？当然，在这种情况下，我们处于一个没有好答案的问题的死循环中。答案是我不能。因此，我们一直坐在旋转木马上不停地转圈，直到我们决定接受给自己的答案。

请注意，这里发生了什么事情？这些循环的力量是如此强大，以至于我们可以学习用它们来改善我们的生活，就像我们改进写作一样：从更好的问题开始。我们提出的问题不断地推动我们去寻求答案。它们让我们在一个或多个这样的循环中不停地运动。

写作不仅能够揭示出我们自己已经提出的问题，而且还给了我们一个机会去问更好的问题。它能够用无数种方式来帮我们做到这一点。如果我们在纸上写下一些东西，然后意识到它没有任何进展，或者我们感觉被卡住了，我们可以对自己说，也许我把问题搞错了。我怎样才能问出更好的问题呢？同样地，如果我们在生活中陷入了熟悉的陈规里（没有“去任何地方”），我们可以对自己说：也许我需要问一些更好的问题。

大家之所以喜欢《伊甸园之东》（*East of Eden*），是因为斯坦贝克用他的作品提出了我们都渴望回答的问题：每个人都是可以得到救赎的吗？有“好人”和“坏人”之分吗？还是我们都介于两者之间呢？如果有“好人”和“坏人”之分，我是哪一种呢？

各种不同教派背景的基督徒纷纷购买《小屋》（*The Shack*），这部小说创下了销售纪录，并不是因为威廉·保罗·杨（William Paul Young）是一位伟大的作家（尽管他确实是），而是因为我们被这个故事吸引住了，因为他在故事里问了我们很多人都已经在思考的问题：上帝是谁？当我处于危机中时，我能依靠上帝来帮助我吗？

再如，加里·查普曼（Gary Chapman）所著的《爱的五种语言》（*The Five Love Languages*），这本书是有史以来最畅销的书之一，书中的主题是我如何改善我的恋爱关系？这是一个自古以来就很引人关注的问题。至于像《单身汉》（*The Bachelor*）或《单身女郎》（*The Bachelorette*）这样的电视节目也获得了大量的人气，但不是因为它们是制作精良的电视节目，也不是因为我们看了这些节目而有多大的受益，而是因为它提出了我们都有兴趣知道答案的问题：这些浪漫的爱情童话是真实的吗？它会发生在我身上吗？这些节目也无法很好地回答这个问题，但是数百万观众年复一年地追着看，希望能得到更好的答案。

你看到这些问题有多么扣人心弦了吗？这对你和你的写作意味着什么呢？意味着提出问题是写作中最重要的事情。如果你想知道自己要写什么，总得从提出问题开始。如果你想知道为什么你特别想写一些主题的东西，可以问问你自己，这个主题下面的问题是什么？比如，辛蒂和那四个遇难的小姑娘的故事，其中的问题是"谁还会记得我们的文化想要遗忘的人？""谁在保护弱者和弱势群体？""一个无辜的灵魂离开我们会怎么样？"这些都是值得我们深思的有趣问题。深入思考这些问题有助于你更好地理解自己的写作。

如果你翻到空白页还是觉得无话可说，想一想，你语言上的贫乏可能就是因为你缺少问题意识。如果你写的东西看起来很无趣，甚至你自己都不愿意看，那么看看你能不能写出一些问题而不是你认为的答案。从问题开始，一切都会变得更加有趣。

于是，我们做好了所有的写作计划。辛迪来到我在帕萨迪纳的家里，和我一起度过了预定好的几周时间。她带着三大把向日葵和两大包礼物出现在我家门口—— 一包给我，一包给我的创意总监安妮，她也参与了这个项目。以前从未发生过这种情况，所以安妮和我都为她的慷慨感到震惊。但是，辛蒂一直向我们表示谢意，说我们才慷慨呢。

“能帮我讲述这些小女孩的故事，我感到非常感激和荣幸。”她说，“我不知道到底为什么这些小女孩会一直藏在我心里，但是她们确实就在那里，我不能独自承担这份责任。”

这就说明了写作的冲动是如何来到我们身边的，我们又如何知道我们要承担这样一份责任。这并不是说那四个小女孩“属于”辛蒂的生活。我完全不是这个意思。我的意思是，这些问题是属于辛蒂的。无论什么问题驱使着她去讲述这个故事，她都会一直寻找自己想要的生活。这些问题可能会让我们觉得自己疯了，应该被绑起来，被锁起来。但是，千万不要抗拒或忽视它们，也不要假装它们不存在。因为，我们要么回答好生活中的这些问题，要么永远停留在死循环中。

我们发现，当我们沿着问题给出的路径走下去时，它们知道我们要去向哪里。我们也许一直都有答案，但是把答案用文字表达出来会改变我们看待世界以及自己的方式。这就是我们听到并识别自己内心声音的方式。

文字是如何赋予我们力量的

我和很多客户都合作过，他们都很“强大”，“强大”这个词用在他们身上毫不为过。他们富有，有影响力，有许多关注他们的粉丝。但是，一个人要能勇敢地去表达自己内心的声音，不一定非得有钱或出名才可以。我们可能会试图围绕着我们内心的声音跳舞，希望我们可以改变周围的世界，而不是让内心的声音改变我们。但是，我吃了不少苦头后才明白，事情从来就不是这样的。这些内心的声音总是先触动我们，然后我们才变成了我们内心声音的化身。

现在，你明白为什么你写下的文字如此重要了吧。你就是你自己内心声音的化身！或者说，至少随着时间的推移，你会变成它们的化身。

一位与我合作过的客户是南方一座大型教会里的一名很受欢迎的牧师。多年来，他一直站在教会的讲台上，向成千上万的人宣讲他所相信的真理。后来有一天，他开始怀疑他是否还相信自己曾经讲过的真理。大约就在这个时候，一家出版商给他寄来了一份稿酬丰厚的出版合同。就在这时，他找到了我，希望我帮他把自己的想法写下来。

我们见面后，就开始给他的书策划写作提纲。但是，就从那一天起，我开始发现他的表达有点前言不搭后语。他上一分钟还在说一件事，下一分钟又开始说完全不同的事。当我们一起分析他的故事时，他清楚地意识到，他根本就写不出满足出版商要求的书。他的写作大纲上有漏洞，他的生活经历与他以往的思维方式有不一致的地方。他的人生经历并没有像他所说的那样能很好地回答这些问题。

就像我对每一个与我合作的作者所说的，我告诉他，如果他想要写这本书，那么他必须先把它具象化。他必须活在这本书里，成为这本书的一部分。到那时，也只有到那时，他才能把文字写在纸上。因此，我说，也许与其按照出版商的要求来写书，不如写一本他自己想写的书。第二个任务其实要难得多。尽管如此，他那天还是离开了，开始了写作任务。他开始了一项真正寻找自己内心声音的任务。

自那天我帮助那位牧师策划他的书的大纲，至今已经两年了。据我所知，尽管这本书的大部分内容已经写完了，但还是没有出版。从那以后，他的生活发生了巨大的变化。这种改变的方式可能对别人来说是不利的，但对他来说，就像氧气一样重要。他正在努力做出改变。他正在为自己开辟一条新路。他发现自己内心的声音有助于他充分地表达自己。他正在寻找自己内心的声音。

在这个过程中，他得到的益处远不止写了一本书。在这个改变的过程中，他成长为他自己，成了他在这个世界上想成为的人！

毋庸置疑，想要获得自己文字的力量，我们必须到达我们内心最深处的黑暗洞穴，杀死盘踞在洞底的恶龙，这样我们才能胜利地走出洞穴，称自己为勇士。

可是，你无法假装已经杀死了那条恶龙，因为面对那样的危险，勇气是装不出来的。你不可能只在洞口踮着脚炫耀自己战斗的力量和决心。那简直太荒谬了。如果你想找到自己内心的声音，那么你要么真的去做，要么就不做。根本就没有所谓假装去做的事情。

如果你还不相信，那我可以告诉你一个例子。我最近遇到了一个男人，他通过写下自己的故事挽救了自己的生命。

这个人的名字叫罗伯特。他的公关专员联系我们，问我们是否愿意在“寻找你内心的声音”的播客上播出一期关于他的节目。说实话，我通常不接受这样的请求——不是因为没有很棒的嘉宾，而是因为我们总是有一个待采访人的名单，而且我们通常在他们的书出版前几个月就已经录好节目了。但是，罗伯特的故事深深地吸引了我。当我阅读了他的书后，我觉得必须尽快采访他。

在罗伯特的故事中，令我印象最深的一点就是他开始坐下来写作的原因。这是一个我从未听说过的理由——请相信我，在此之前，我以为我已经听过了所有写作的理由。他决定开始写作的原因是，他要把自己的故事写下来，作为一种告别人世的方式。

在采访中，罗伯特告诉我，他一直被创意写作深深地吸引着。他回忆说，在十几岁时，他写过诗、中篇小说和短篇小说，这都仅仅是出于对写作的热爱。这句话引起了我的共鸣，我知道这句话也会让我们的节目曾采访的许多作家产生共鸣。在少年时期，在我们因为语法错误或格式错误而受到批评之前，大多数人都喜欢把自己的故事写下来。直到后来，当我们被人为地分成“好作家”和“坏作家”时，我们才决定继续写下去或放下笔。

让我们放下笔的还有另外一个原因。即使我们在接受教育的过程中，被认为没有写作的天赋，在少年时期的某个时刻，我们往往也会认为写作（除非我们说的是电子邮件或工作报告）是一种轻浮和自我放纵的活动。

接下来，罗伯特谈了自己的经历。他说，不是老师的苛求和批评，而是简单的生活和现代世界中不可避免的快节奏压制了他天生的、本能的写作冲动。他每天都有大量的日程安排，需要处理电子邮件、账单还有许多人际交往和工作责任。作为一个成功的企业家，他背负着大家对他的期望以及巨大的责任。在生活中，罗伯特用在创意写作上的时间和空间越来越少。为了工作，他会去写邮件、博客和文章（他甚至还因为这些写作内容而受到赞扬）。但是，他却失去了与艺术的联系，也丧失了曾经熟悉的写作欲望。他希望能学会如何高效地运用自己的文字，而不是仅仅因为想写作就把时间浪费在这类琐碎的事情上。

也就是说，直到这种写作记忆回到他身上之前，他完全失去了对写作的美好憧憬。

和那些被压抑的记忆一样，这种写作记忆在他内心极度脆弱的时候回来了。虽然罗伯特的职业生涯非常成功，但是他一直都在与自己的精神疾病和由心理创伤引发的毒瘾做斗争。这种不堪回首的记忆让罗伯特感到不安。一件事情可以如此出乎意料和轻而易举地战胜我们，这难道不够令人不安吗？即使考虑到所有其他因素，我们也似乎能够克服很多恐惧和不安。随着记忆在他的脑海中不断地具像化，罗伯特做出了选择，他要结束自己的生命。

但是，在他永远离开朋友和家人之前，他决定向他们解释为什么他要做出这个决定。像一封精心制作的遗书一样，他决定写下他生活的细节，这样他的家人和朋友就可以对他的决定和所作所为有所了解。他告诉我，这个故事是他写的，因为他必须写，他不得不写。我从许多作者那里听到过这句话，我自己也经历过。有时候，我们不得不写一个故事。然而不知何故，从罗伯特那里听到这句话后，我以一种全新的方式理解了这句话的重要性。

一想到一个作者通过写作的方式进入自己内心恶龙的洞穴，看看能否拯救自己的生命，我就会觉得很不可思议。

罗伯特坚持写自己的故事，最后不知何故，他竟然开始以一种新的方式来理解这个故事。写作可以帮助我们以局外人的视角，从一个全新的角度来看待自己的故事。站在这个新的有利的位置上，罗伯特得到了全新的感受，这让他自己感到很惊讶。这是同情、同理心、宽恕、治愈和一种对他自己和他所拥有一切的全新的尊重和骄傲。突然，罗伯特觉得他想做的并不是自杀，而是要让别人知道他是如何对抗痛苦的。

正是通过讲述自己的故事，罗伯特挽救了自己的生命。我在讲罗伯特的故事时要格外小心，因为尽管从科学上来说，写作确实能给最绝望的人带来治愈的力量，但是当涉及像精神疾病和自杀这样复杂的精神问题时，把写作当成一种万灵丹是不公平的。事实上，当我在播客上与罗伯特交谈时，他也肯定地说写作只是他用来治疗精神创伤的一种方式。对他来说，写作只是为他开启了一种可能性。他接受的还有冥想、药物治疗、社区帮助以及家人和朋友的支持。

因此，在此我要澄清一下，我并不是说写作可以“治愈”你目前所面临的任何问题或困难，我也不是说你需要接受写作这种治疗。我想说的是，写作通常是一种见证我们生活的方式。有时候，写作会让一切发生改变。有时候，写作能帮助我们照亮前方的道路，让我们重新找到自己的力量。有时候，写作可以帮助我们提出更好的问题，并期待更好的答案。写作是一种我们至少可以尝试着从混乱中找到意义的方法。尽管这不是全部，但是很重要。对罗伯特来说，写作的确改变了他的人生。

也许，对你来说，也是如此。

06

用写作打开生活的死结

利用“无限提示”的方法把你的生活变成一个值得讲述的故事。

The Power of Writing It Down

A Simple Habit to Unlock Your Brain and Reimagine Your Life

研究表明，要想拥有改变的力量，你的写作必须涵盖三个要素：事实、想法和感受。具体来说，就是指你正在写的故事的事实，你对这些事实的想法以及你对这些想法的感受。稍后，我会详细解释它们分别是什么意思，以及为什么它们会发挥这样的作用。现在，我想让你们看看，遵循这一写作模式的文字和偏离这种模式的文字在生活中会有什么不同的表现。为此，我们先来看一项科学研究的戏剧性结果。

1994 年，斯蒂芬妮 · P. 斯珀拉（Stephanie P. Spera）博士、埃里克 · D. 布尔芬德（Eric D. Buhrfeind）和詹姆斯 · W. 彭尼贝克（James W.Pennebaker）合作开展了一项研究，研究人们在失业后其表达性写作能力的情况。参与这项研究的成员有 63 名中年男性，他们在科技行业工作了 15 年后都意外地被公司解雇了。彭尼贝克说："这群人是我研究生涯中见过的最愤怒、最不快乐、最有敌意的一群人。"显然，他们内心有一些能量需要释放出来。

这些人被分成了两组。第一组人被要求写下他们与失业相关的想法、情绪和细节。比如说，他们因此遭受了怎样的痛苦？他们在担心什么？他们的配偶如何看待他失业后生活环境的变化？他们对此又有何感受？这对他们的人生规划有何影响？与此同时，第二组人被要求写下他们是如何管理和利用工作时间的。

这项研究得出的结果令人震惊。

“8 个月后，表达性写作组有 52% 的人找到了新工作，而时间管理组只有 20% 的人找到了新工作。两组人参加面试的情况相同。不同的是，表达性写作组的人得到了工作。”

当你参加面试时，你获得工作的概率会提高近 30%！这就是我所说的写作的强大力量。

我们先谈谈为什么表达性写作组会有如此惊人的结果，这或许对我们理解写作的力量会有所帮助。这是魔法吗？肯定不完全是。一个有力的假设（这是有数据支持的）是，失业后，这些人因为自身所处的困境而产生了一些被压抑的情绪和敌意。这完全是可以理解的。想一想我在第 4 章中给出的地震的例子，大地震前发生的小地震就是在不断地释放能量。这种被压抑的能量需要释放出来，否则你永远不知道它什么时候会爆发。

比如说，在找工作的面试环节中。那些有健康的发泄愤怒和敌意的渠道（表达性写作）的人能够以一种健康的方式释放“能量”，这样消极的情绪就不会在不适合的场合中爆发出来。事实上，这样做可能会伤害他们自己。这样一来，当他们参加面试时，就可以专注于眼前的面试，而不是深陷在过去的问题当中。这些问题包括：

- 为什么被辞退的是我呢？
- 怎么会这样呢？

- 他们怎么能这样对我呢？
- 我现在该怎么办呢？
- 我该怎样告诉我的妻子呢？

表达性写作帮助他们结束了这些问题的死循环，这样一来，他们就可以转向新的甚至是更好的话题了。

健康地释放“能量”对你的约会、事业、家庭关系又有什么帮助呢？表达性写作如何帮助你走出过去问题的死循环呢？这些死循环包括：

- 他为什么要离开我？
- 我还能做些什么去挽回呢？
- 为什么会这样呢？
- 人与人之间还值得信任吗？
- 人生的意义是什么呢？

如何回答这些问题才能让你前进，而不是停留在原地？这不是什么魔法，但是它确实会产生一种可靠的结果，当你陷入困境时，就会觉得这很神奇。

利用这项研究获得的数据，我创建了一个简单而又非常有效的写作提示方法，并且在我所有的客户中和我自己的写作训练中经常使用这个提示方法，我称之为“无限提示”。我要确保我的客户有能力写出能促使他们个人生活改变的文字，比如说，他们找到工作的概率将提高 30%。同时，他们在写作中还有写不完的素材。只要你继续生活下去，你就可以继续写作，用写作来促进自己成长。接下来，我将教你如何运用这种写作提示方法。

但是，在我教你“无限提示”的方法之前，我想让你更清楚地了解，它为何能如此可靠和有效地发挥作用。

历史上最便宜的治疗方法

如果你是一位心理健康专家，或者你像我一样在大学里学过心理学导论课程，你可能会了解表达性写作的三个要素。它们也是亚伦·T. 贝克（Aaron T. Beck）开发的认知行为治疗（CBT）模型的三大变量元素。从那时起，这个模型就成了几乎所有“谈话疗法”的基础。

换句话说，如果你去传统的心理治疗师办公室——那种你坐在心理治疗师对面的沙发上谈论你的生活和感受的办公室，那么你或多或少就会接受 CBT 模型的指导。当然，它的形式会有变化，但是 CBT 模型为我们提供了对人类行为及其变化发展的基本理解。

CBT 模型假设我们生活中的事件、思想和感觉之间存在着一种自然的因果关系。这种因果关系可以表述如下。

1. 我们的生活中总会发生一些事情。
2. 我们对那些事情都会有想法。
3. 我们对这些想法都有切身的感受。
4. 这些感受导致我们以某种方式行事。
5. 这些行为会导致某种结果。

我们生活中的写作素材或多或少就是由这些结果组成的。让我们再回头看看上面分享的研究成果，并在这个模型中快速地运用它。因为我的面前没有人坐着，所以我就开动想象力来补充一些我不能确定的细节（他们的想法和感受）。希望这能帮助你理解我所说的三者之间的因果关系。

1. 一个人被解雇了，这份工作他已经干了 15 年。
2. 他心里想："他们怎么能这样对我呢？"
3. 他感到非常生气。
4. 在一次面试中，面试官问他会对这份潜在的新工作"有多投入"。这个人有点生气地回答道："这要看你对你的员工有多忠诚了。"
5. 结果他没有得到那份工作。

你是否已经明白这种因果关系是如何发生的了？现代谈话疗法的运作正是基于这样一种假设：如果我们能把生活中的事件转移到我们对这些事件的想法和感受上来，我们就能了解为什么事情会以这种方式发生。不仅如此，我们还有更多的方式来改变我们的生活。

脑科学研究的最新进展也支持这一观点，而且相关研究还在不断地深入。

乔·迪斯彭扎（Joe Dispenza）博士写了一本书，书名叫《打破做自己的习惯》（*Breaking the Habit of Being Yourself*）。在书中，他详细描述了认知行为过程发生时大脑的运作情况。他描述了触发事件发生后，我们的大脑是如何立即发出关于该事件的"信号"的。信号是从一个脑细胞传递到另一个脑细胞的小信使，从本质上说，"这就是我们对刚刚发生的事件的想法"。这一切发生得很快，很自然，以至于你甚至都没有意识到这个正在发生的过程。

一位司机冲着你按喇叭。你会想，这个人到底出了什么问题？

一个陌生人对着你微笑。你会想，他多么善良。抑或，他喜欢上我了？

你的手机突然响了，屏幕上显示着你妈妈的号码。你会想，好吧，这次我又做错了什么？

迪斯彭扎继续说，随着认知行为模型的展开，神经元从一个细胞传递到另一个细胞只是你的大脑和身体发生连接的开始。从迪斯彭扎的角度来看，这是我们对行为和结果的一个非常强大的预测器，因为每当一个神经元从一个细胞向另一个细胞（神经通路）传递时，相同的化学混合物就会被送到你的身体里，让你“感受”到思想的变化。下面我举个例子来说明这一点。

当一个司机冲着你按喇叭时，你会想，这个人到底出了什么问题？这时，你的身体里充满了肾上腺素或皮质醇，这些化学物质会让你感到愤怒。

一个陌生人对着你微笑。你会想，他多么善良。抑或，他喜欢上我了？这时，你的身体里充满了垂体后叶素和血清素，这两种化学物质会让你感到愉悦和兴奋。

你妈妈突然给你打来电话。你会想，好吧，这次我又做错了什么？这时，一种熟悉的会带来“羞耻”感的化学物质充满了你的身体，所以你不会接电话。

因此，就算那个司机可能是在冲着别人按喇叭，我们仍然会感到那种熟悉的愤怒。那个陌生人可能是一个危险的绑架者（这是个极端的例子，我只是说说而已），而我们也会喜欢上他们。你妈妈可能只是想打电话告诉你她是多么为你骄傲，可是你却把手机调成了静音。

当我们试图在生活中产生可衡量的变化时，我们都会犯的一个最大的错误就是，当身体系统受到思想和感觉的驱动时，我们会专注于结果的改变，迪斯彭扎博士也认可我的观点。难怪我们被困住了！我们无法控制发生在自己身上的每一件事。我们可能会被解雇，被欺骗，或者被父母抛弃。我们可能会失去配偶，或者失去一个孩子（但愿不会），我们还可能会得脑瘤或者突发心脏病。这些事情都超出了我们的可控范围。我们能做的是重新思考我们对生活的想法和感受。我们可以改变自己讲述的故事。这样做，我们可以使自己倾向于记忆中的快乐感，而不是恐惧感。

如果你这么做了，那么猜猜会怎么样？这些想法和感受的改变也可能会改变结果，就像上面提到的面试结果一样。结果通常都会发生改变。

好了，关于心理学和脑科学的讨论就到此为止吧。让我们再回到本书的重点，那就是你的写作。

写作之所以拥有强大的改变能力，是因为它可以帮助我们比以前更客观地看待生活中的事物。对我们来说，一般的谈话疗法并不总是有效的（现在，学者们正在深入研究谈话疗法的局限性）。但是，当我们写作时，我们看到的事情就好像发生在别人身上。我们开始看清自己的想法：我们给自己说的故事并不总是有帮助的。我们开始了解我们的感觉模式，确切地说，它们代表了我们身体中记忆的感觉。不管我们周围的环境如何发展，它都可以一次又一次准确预测到结果。

写作能帮助我们解开这些纠结。如果我们按照这个模式来写作，就能找到一条通向新的生活方式和获得一系列全新结果的道路。如果我们开始进行表达性写作，我们就会这样问自己：

1. 故事是什么？
2. 我对那些事实有什么想法？我讲的故事是什么？
3. 我有什么感受？我身体的哪个部位有这种感受？
4. 因为我有那样的感受，我会怎么做呢？
5. 接下来会发生什么事情呢？

这就是表达性写作和“无限提示”方法的力量。现在，要去学习如何使用这个工具了。

无限提示

为了确保你能明确地知道该如何去做，我不仅要告诉你“无限提示”是什么，还要以我在“寻找你内心的声音”工作坊所用的方式来带领你完成整个写作过程。你需要在你的生活中选择你想写的素材。也许，你马上就会想到一些具体的事情。也许，有一件事你一直在思考，需要马上去处理。也许，你想写的就是一个让你陷入“死循环”的事情。

如果你的脑子里一片空白，什么也想不起来，那么你可以考虑一件生活中“带电的”事情。“带电的”的意思是指它会让你的身体有一种触电的感觉。这可以是一件很简单的事情，比如今天早上堵车时被人按喇叭，也可以是小时候失去父亲的经历。事情大小无所谓。最关键的是，这是一件对你很重要的事情。

万一还是想不起来什么重要的事情，那就直接承认好了，也没有什么大不了的。我的丈夫是一个不轻易发火的好好先生。当我第一次向他解释这个“无限提示”的写作方法时，他也很难想出自己生活中有什么能令他“带电”的事情。他盯着我看了好几分钟，好像我在说一门他听不懂的外语似的。

如果换成你，你可能也会是这样的。事实上，这会给我们这些内心比较敏感、容易情绪失控的人带来巨大的力量。另外，这项写作训练对你的心理治疗和帮助将会比那些能轻易回答上这个问题的人更深刻。

如果你很难想出一件“带电的”事情，那么也许你可以放下书，出去散散步，一边在街上散步，一边思考这个问题。来回踱步有助于你思考，甚至能激活你存储在大脑边缘系统里的陈旧记忆。不要强迫自己非要想出什么东西来。一定要相信，只要你给它一点时间和空间，它就会悄然到来。

一旦你有了想写的事情，就请赶紧拿出一支笔和一张纸，回答下面的问题。

1. 事实：发生的事实是什么？

你的生活中发生了“一些事”。当你写下事实的时候，你要详细地描述它，就如同它正在你面前的电影屏幕上放映。或者，就像你正在法庭上陈述案情。事实是指事情的客观细节，包括人物、事件、地点和时间。

2. 故事：我告诉自己发生了什么事？

我们根据对发生在我们身上的事情的想法来创作故事。这些故事来源于我们对所发生事情的解释。讲好这个故事的一个最佳方法就是说明白“这对我来说意味着什么……”或“我认为发生这一切的原因是……”

3. 感受：对发生的事情和说出来的故事有什么感受？

描述一种感受的最好方法就是说出你身体的哪个部位感受到了它。当你害怕时，你的心脏开始狂跳；当你尴尬的时候，你的脸会变得通红；当你担心的时候，你的胃会痉挛。因此，要花点时间，回顾一下你上面写的内容——事实和故事。感受一下你身体里有什么样的感觉？

4. 行为：我做了什么来融入或脱离我的感受？

认知行为模型中的行为就是指你所做的事情，因为你的身体感受到了不同的感觉，或者为了避免这种感觉，所以你必须采取行动。我们大多数人都很自以为是，认为自己已经对感觉到的不愉快的情绪，比如焦虑、愤怒或羞耻，做好了精心的防御。“为了不让我的身体有这种感觉，我采取的行动是……”或“当我真的很生气时，通常我会……”

5. 结果：我选择的行为导致的结果是什么？

这就是你的行为的结果。比如说，如果你的行为（对羞耻的反应）是隐藏起来的，结果可能是你被孤立和感到孤独。要知道，如果你觉得自己开始防御（“但那不是我的错”）或抵触（“我还能做什么呢”）了，你就开始走上正确的道路了。这是你人生旅途中自然发生和正常发生的一部分。

我们再举个例子，看看这个“无限提示”的方法如何在你生活中的某个场合发挥作用。为了便于讨论，我们不妨做个假设，就是你已经单身了很长一段时间——大约 10 年了吧。

现在，我们来想一想一个人可能因为单身而编造什么样的故事。故事可能是“没有人要我”，也可能是“我一个人过得更好”，抑或是“情侣总是会分手”。不管是什么故事，都可以写下来。

如果你是那个单身了 10 年、一直对自己说“没有人要我”的人，那么你会有什么不愉快的感受呢？也许你会感到孤独、愤怒或羞愧，或者另一种不愉快的情绪。如果你把自己想象成这个人，那么现在你身体的哪个部位会感受到这些情绪？肠胃还是胸部呢？

现在，你必须发挥自己的想象力，把自己想象成一个单身了 10 年的人，告诉自己没有人想要你，感到胸口很沉重，就像被一块大石头压着，你会做些什么事情来回避这种感受呢？你会采取什么行动来保护自己不感到如此悲伤呢？

不管你对这个问题的回答是什么，比如，“喝酒”或者“假装去参加聚会”，或者“通过把一切都投入到工作中来证明自我”，抑或是“保护自己免受潜在的爱情利益的伤害”，你都可以看到会发生什么样的结果。你从这一行动中得到的结果会把你带回现实。单身 10 年就是你想改变的事情。我们有时太专注于改变我们故事的结果，以至于没有意识到思维模式、记忆的感觉和出色的自我保护行为已经预示着自我实现。

在你为此而自责之前，请记住我在前面说过的人类大脑的工作机制。大脑是一个精心设计的系统，让人类存活了数百万年。这种“冲动”被称为神经通路。你的大脑正在按照它的设计原理来工作。

你可以改变它，但为了实现这一点，你必须把注意力从结果转移到想法和感觉上。如何才能走上正确的道路呢？你的文字有打破这种模式的力量。

写下事实、想法和感受已成为一种诊断工具，你可以随时利用写作来了解你的真实情况，清楚地看到你一直在讲的关于自己的故事，消除隐藏在表面之下的复杂情绪，开辟一条全新的前进之路。

写作会让你看到自己编造的生活故事。它将向你展示那些故事是如何编造的。它将帮助你改变故事的叙述，这样你就可以改变结果了。写作帮助我们从自己编造的故事中走出来，以不同的方式看待它们。写作可以帮助我们再次找回属于自己的故事。

当我们不了解事实、想法和感受时，我们就停留在了自动驾驶的状态中，一次又一次地生活在同样令人失望的结果中。但是，当我们通过写作训练把它们带入我们的意识中时，我们就给了自己一种不可思议的力量——清晰地看到哪些需要改变，以及如何去改变。我们就是这样接触自己大脑的运作机制的，去改变结果，而不是成为同样的恶果的受害者。

准备好改变你的生活了吗？“无限提示”是一个强有力的工具。现在，你已经了解了整个过程，是时候开始不断地重复这个训练了。每天 20 分钟，每周四天，就这样坚持下去。你永远都有写不完的东西。你可以改变你对生活的看法，改变对已发生在你身上的事情的感受，改变你回应周围环境的方式，而且你甚至还可以奇迹般地改变结果。

现在，再也没有什么能阻挡你了。

进行“写作式治疗”需要注意的三个事项

在此，我需要说明一些关于“个人成长写作”的重要注意事项。毫无疑问，写作是一种心理治疗方法，是一种情绪宣泄的方式，也是一种消化吸收生活中发生的事情的极其有效的方式——就像你去看心理治疗师时所做的。但是，如果你想在没有接受任何正规培训的情况下成为自己的心理治疗师，那么我希望你认真地关注一些重要的问题。接下来，让我通过讲一个故事来深入探讨这些问题。

一位名叫埃米的女士参加了我们的一个写作工作坊，因为她觉得自己被生活中的问题困住了，她准备用写作作为一种工具，在生活中寻找一些前进的动力。我和工作坊的其他成员问她希望改善生活中的哪些方面。她回答说，她希望能改善自己的体型。

埃米说她已经节食瘦身多年了。埃米身材高挑，金发碧眼，是那种走在大街上回头率极高的女生。她还给我留下了一个深刻的印象，她是那种典型的衣着整洁、善于打扮的人。在工作室里，我们整天都在地板上爬来爬去的，只有她仍然会把头发完全吹干，发型一丝不乱，指甲也修剪得干干净净的。

我让埃米告诉我真相。换句话说，她真正想要改变的是什么？整个房间里的人都在等着她发言。埃米先吸了一口气，使自己镇定下来，然后才开口说话。

“我很胖。”她说。

“好吧，所以你说的事实就是你很胖，对吗？”我问她，以确保我的理解是正确的。

“是的，这就是事实。”

我问埃米我能不能反驳一下她的话。她点头同意了。我告诉她，对我来说，“我很胖”这句话更像一种对事实的思考，而不是事实本身。说完，我停了一会儿。然后，我问埃米我是否可以告诉她我为什么会这么想。她点了点头，于是我转向房间里的其他人。

“在座有多少人认为埃米很胖，请举手。”埃米环顾房间，当然没有一个人举手。这是一种确定你试图改变的“事实”是不是真相，或者它们是否只是你自己的想法或感受的方式——问问其他人，看看他们是否认同你的看法。

当你把“无限提示”这个方法用于自己的心理治疗时，这是你可能遇到的第一个陷阱。你可能会把你的想法或感受错当成事实。

埃米和我一起确定了实际情况。问了一些试探性问题后，我发现埃米最近确实胖了十斤。这是一个事实，是可证实的、无可争议的细节。

接着，我们回到她自己讲的故事中。她写道：“困扰我的不只是体重的问题。现在，我一照镜子，就会感到害怕。”

“啊，害怕！”我也有这种感觉。我问埃米：“是什么想法让你感到害怕呢？”她低头看着手上的那张纸。

“我在这里写的是我讨厌自己。”她说。

“讨厌其实是一种感受，”我说，“但是这并不意味着这里就没有想法。这种想法可能是‘我看上去很恶心’，是吗？”

埃米的脸上掠过一阵认同我这一说法的悲伤。这是一个在她脑海里浮现过一千次的“想法”，但她从来没有真正把它说出来。用文字表达我们的想法并不容易，但它确实给了我们改变想法的力量。这是埃米第一次意识到她一直都在激烈地思考和斗争。

难以用文字表达自己的想法可能是你会遇到的第二个陷阱。从埃米的例子中可以看出，这个陷阱是你难以绕开的。当你遇到这个陷阱的时候，你应该清楚地意识到：你正在进步。你正在接受一个无意识的想法，并且要让它变成有意识的。

顺便说一句，这正是你在接受心理治疗时要做的事情。以后，我会给你介绍一些学习如何为自己做这件事的技巧。

你应该放弃心理治疗（或者不再去看你的心理医生），而选择更便宜的表达式写作吗？不，并非完全如此。事实上，这正是我要警告你的第三个陷阱。我有不少很好的理由让你不要冒险去尝试为自己做心理治疗，比如说，你患有心理健康问题，如慢性抑郁或焦虑，或其他任何需要由专业人士治疗的心理创伤。这就像当你手臂摔骨折了，我要你自己用绷带吊起来，而不是去看医生。那样对你我都是极不负责任的，千万不要那样做。

我要告诉你的是，你在与心理问题做斗争时，应该明白为什么表达性写作会是你与心理治疗师的绝佳搭档。表达性写作在与心理治疗相结合时，可以帮助你在治疗的间隔期间增加治疗过程，达到事半功倍的效果。如果你将心理治疗师给你的有用的提示、建议、问题内化吸收，那会怎么样呢？这样它就不仅仅是你的外部资源，还是一个内部资源，写作就可以帮你做到这一点。当你决定继续写下去的时候，我会告诉你如何去做。

通过将表达性写作与心理治疗相结合，我看到客户们的心理治疗进展得很快，并因此节省了数千美元，同时也解决了多年的心理顽疾。

不管你是谁，也不管你为什么开始练习表达性写作，你都不必独自去面对和解决问题。无论付出什么代价，你的内心和思想上的问题都需要花钱去医治。写作可以达到心理治疗的效果，但这并不意味着它可以取代心理治疗。

请做出适合自己的选择。

讲述真相的神奇力量

有时候我们陷入了困境，的确需要去咨询心理治疗师；而有时候，我们只需要告诉自己事情的真相。我们可能会回避真相，绕着真相打转，害怕看到真相，或者喜欢编造真相，但是真相拥有让我们摆脱陈规的强大力量。

如果你陷入了困境而无法自拔，那就从说出真相开始吧。当作者想知道我的意思时，我会带他们回到“无限提示”的写作过程中。事情的真相是什么？你在编造什么故事？这让你感受如何？你可能会发现自己越来越懒得说出真相了——说一些像“我要死了”或“她太不讲道理了！”之类的话。如果你能说些更加具体的话，情况会怎么样呢？

“她不讲道理的时候是什么样子的？”我可能会追问。现在，他们可能会说“她不会听我说的任何一句话”，或者会描述得更好，

“她冲着我大喊大叫”。然后，我会让他们说得更具体一些。她的声音有多大？你能在你们两个人之间创造对话的机会吗？当我们参与到揭开真相的过程中时，他们会意识到一些意想不到却又十分有趣的问题。

试图让别人说出真相是一项极大的挑战，最终也会变得无趣。最有趣的文章、最有趣的问题、最有趣的生活都出现在我们能够真实地讲述自己的真相的时候。

除了你自己，还有谁能知道你生活中有趣而又矛盾的故事呢？还有谁能知道摩门教徒和女同性恋者的真实感受呢？还有谁能知道你让喝酒的男人解决了你母亲的酗酒问题呢？还有谁能知道你是一个牧师，在周日布道，但在一周中的其他日子里却过着完全不同的生活呢？

只有我们自己才知道让我们自由的真相。

几年前，在经历了痛苦的离婚后，我决定写一本书来记录这段往事。在生活中，我的前夫并不是一个心地善良的人，他却不能承认这一点，所以我想把写作作为一种“说出真相”的方式。可以说，我想写作实际上还带有一点点私心。很多年以来，我都替他隐藏着他的秘密，同时也隐藏了自己对他的真实感受。现在，我想，我终于可以把一切都说出来了。

于是，我开始坐下来策划这个故事：数百次家暴和虐待、对婚姻不忠、在金钱和商业上存在可疑行为。当我觉得我终于把所有这一切都记下来了时，我给自己预订了一个海边小公寓，看看能不能把它们都写下来。

问题来了，当我开始把文字写在纸上时，我立刻意识到有些地方不太对劲。这个故事其实很无聊，也很令人厌烦。听起来，我就像个爱发牢骚的小姑娘，抱怨我的男朋友有多坏。我以为，我要给自己一些勇气，因为我经历了一次重大的情感创伤，但我很快就明白，这不是我想要表达的内心的声音。

你想知道我最喜欢的表达性写作的过程是什么样的吗？我们写在纸上的文字不必一成不变。我们可以决定它们如何转变。随着时间的推移，我会揭露越来越多的真相。

我不得不问自己另一个问题：我隐瞒了什么真相？

我让客户做了一个写作训练，要他直接把真相罗列出来。这可以只是一个简单的列表，每个“真相”之间不必联系在一起。唯一的要求就是列表中的“真相”必须是真实的，越真实越好，比如：

- 鸟儿在我头顶上啁啾歌唱；
- 窗外的大海发出轻轻的“嘘嘘”声；
- 我的胸口有一种无法释怀的沉重感；
- 尽管天亮了，但我还能看到天上的月亮。

这个训练能够让你回到当下，提醒你到底什么才是真实的。当我自己完成这项训练时，摆在我面前的那份清单就清楚地表明了一件事：我害怕说出关于自己的真相。

如果我非要说出自己的真相，我就必须解释清楚为什么一个28岁的女人会嫁给了一个她不爱的男人。尽管要回答这个问题，内心必然会升腾起一阵阵的痛苦，但这仍不失为一个吸引人的问题。虽然我还无法回答这个问题，但是这个问题却深深地吸引了我。即使在那个时候，我也隐约知道这个真相将是我一生中能揭开的最有力的真相。

接下来，在短短八天时间里，我就写完了求婚、结婚和离婚的整个故事，希望以此来回答我自己的问题：是什么让一个女人嫁给了一个她不爱的男人。回答这个问题是我写下这个故事的原因。现在，我嫁给了一个我深爱的男人，并期待着我们的第一个孩子降临。我的丈夫善良、温柔、体贴，具备你想象中的丈夫的一切优良品质。更妙的是，我们的婚姻关系没有再回到我过去经常重复的、熟悉的剧本中，从而进入一种死循环（也就是老的神经通路）。写作从内到外彻底地改变了我的生活。

寻找真相，不管它有多可怕，都有能让我们摆脱困境的力量。真相能穿透那些妨碍我们找到一个真正自我的障碍。真相能唤醒我们，能帮助我们集中注意力。只有当别人选择与我们分享的时候，我们才能了解别人的真相，但是这没关系。关于我们自己的真相，而非别人的真相改变了我们。写作是帮助我们最终看到真相的方法。

07

保持简单，摆脱写作困境

在写作中摆脱困境的唯一方法就是摆脱生活中的困境，

而摆脱生活困境的一个绝妙方法就是写作。

The Power of Writing It Down

A Simple Habit to Unlock Your Brain and Reimagine Your Life

在美国肯塔基州，有一个名叫斯坦福的农业小镇，它坐落在一大片玉米地里。你可能从未听说过斯坦福这个地方，这是毫不奇怪的。这是一个只有一条街的小镇—— 一个隐藏在荒野中的宝石，也许是肯塔基州最好的秘密宝藏。镇上只有一家小餐馆，当地居民来这里吃煎蛋、培根，喝咖啡。这里也只有一两家服装店，一栋银行大楼，一栋法院大楼，几栋漂亮的维多利亚式住宅，仅此而已。如果你像我一样从洛杉矶飞到斯坦福，你就会觉得自己被送到了另一个星球上。毫不夸张地说，你肯定会有这样的感受。

我曾到肯塔基州参加一个作家笔会。我的一个朋友主持了这个为期一周的笔会，并问我是否愿意与一群有前途的作家合作，帮助他们在写作上取得进展。虽然他们来自不同的地方，写作的进度也不一样，但是他们都参与了某个中长期写作计划，都希望能够出版自己的作品。

那个周末，我在笔会中遇到的第一个人是亚历克斯。我让亚历克斯告诉我更多关于他写作的情况，他却开始谈论他的生活。对我来说，这一点儿也不奇怪。虽然听上去很奇怪，但这是可预见的，即使一位在写一部虚构小说的作家也会这样。我们的写作实际上就是一种表达自我的方式，是一种解开缠绕在我们身上的死结的方式，是一种消化和吸收我们的生活细节的方式。所以，我们在谈论写作时不可能不谈论我们的生活。懂得了这个道理，这也就不足为奇了。

亚历克斯给我讲了一个他和他父亲在高速公路上开车的故事。他的父亲一直缠着他说一些似乎毫无意义的细节问题，比如说，一个表哥的生日之类的琐事。当他父亲一直在这个话题上唠唠叨叨的时候（比如说，生日是什么时候，具体是哪个表哥），亚历克斯最终失去了理智。突然间，多年来他对父亲的愤怒涌上心头，一次性地爆发了。亚历克斯要求他父亲把车停在高速路边。他直接从车里跳了出去。

当时，我还不太确定他为什么要从车里跳出去。但是，我始终记得，我们在写作和生活中都需要记住的一件事是，我们都试图提前理解某些事情，但这往往会让我们陷入困境。现在，我们还不需要去“理解”这件事。亚历克斯正在做一些对写作非常有益的事情——完全按照他记忆中发生的方式讲述故事，而不必去考虑其意义。亚历克斯正在启动大脑的边缘系统思维模式。

当亚历克斯向我讲述这个故事时，他的眼中充满了激动的能量。他的整个身体都晃动起来了。还记得，在上一章中，我们讲到“带电”的故事吗？这就是我们所说的这种故事，这是一个关于大脑边缘系统思维模式的绝佳例子。当你进入这一思维模式时，就会感受到身体的各个部位。此时，你正在启动大脑的边缘系统思维模式。

后来，亚历克斯为跑题向我道歉了。但我可以肯定地说，在我们一起度过这个周末后，他很快也会知道，他根本就没有“跑题”。事实上，他正在酝酿一部优秀的作品。

写作和生活密不可分

人们在写作中陷入困境的主要原因之一，就是他们忘记了写作与生活密不可分。换句话说，当你觉得自己被困在写作中时，其实并非如此，你是被自己的生活困住了。当你不知道在纸上写什么的时候，这几乎总是因为你不知道在生活中该做什么。当你不确定该用什么词时，总是因为有些事情你想说或想做，但是如果你觉得这么说或这么做了，你就会不得不面对某种后果，那么你就不会去说或去做了。

因此，无论你在写作中经历了什么样的“困境”——是盯着闪烁的光标，在屏幕上写下一大堆废话，还是压根儿一个字也不写，你都要知道：你在写作中停滞不前，就说明你在生活中停滞不前了。在写作中摆脱困境的唯一方法就是摆脱生活中的困境。摆脱生活困境的一个绝妙方法就是写作。

但是，我们不喜欢这样去考虑关于写作的问题。其实我们更愿意把写作当作一种低风险业余爱好，因为写作要求我们更近距离地、私密地、发自内心地、诚实地对待我们的生活。这可能会治愈你内心的创伤，但不可否认的是，这也会让你感到不舒服，尤其是在你刚开始写作的时候。

现在，你已经在纸上写了一些文字，关于这个写作游戏已经有一些装备了，那么在你的生活中，你是如何被困在写作的镜像里的呢？

- 你用什么借口来逃避写作？你经常使用这些借口吗？
- 你发现自己一遍又一遍地重复在写什么主题？
- 你在写作中经常会使用哪些单词和短语？
- 在你的生活中是否有你不愿意写下来的“烦心事”？
- 这些“禁忌”话题会告诉你陷入了什么样的困境吗？

在我们抗拒写作的地方，我们也会抗拒看到生活中真实存在的东西。

写作是一种诊断。这是关于写作最难的信息，也是最好的信息。当你困在写作中的时候，其实你就是困在你的生活中。同样，当你在写作中解放自己时，你也在生活中解放了自己。通过文字的力量，你可以找到自己被困的区域，解开那些让你困扰的细节问题，并开辟出一条新的路径（科学的说法是一条新的神经通路）。

不管你是否打算出版自己的书，我在这本书里为你们做的事情和我为肯塔基州的作家们做的事情都是一样的：给你一个迫切需要的工具，帮助你在写作和生活中摆脱困境。

努力思考

有时候，我们脑子里刚刚冒出一个念头，就匆忙写了下来。你有过这样的经历吗？也许是你急急忙忙发出的一封满怀愤怒的电子邮件，也许是你在经历一场悲剧后写的一篇日记—— 一页被眼泪打湿的日记。这些文字的语法也许很糟糕，但却非常真实地反映了你的内心感受。利用充满激情的情绪会让写作过程变得更加容易。

你知道那个时候写作是什么感受。你的大脑和身体发生了一些变化，由于某些原因，你不再关心别人的评价如何，或者语法是否完美。你完全不去管写下这些文字可能会产生的后果。你忘记了写作时自我编辑一下，忘记了不断努力重新整理句子。你还能想起你达到这种写作状态的时候吗？

那么，为什么我们常常要忍受痛苦，挣扎着才能把这些文字写下来呢？其中的原因之一就与我们大脑的运作方式有关。

前几天，我收到了一位朋友的电子邮件。她在邮件中写道："我正在进行一个写作项目，但我总是被卡住。好像我思考得越多，就越被困在那里……"后来她告诉我，她所说的"写作项目"其实并不存在。她只是在写一部小说，因为她害怕用"小说"这个词，因而称其为"写作项目"。

最糟糕的是，她被写作困住的原因就在这里。"我越思考，就越被困在那里。"我们之所以被困在写作中，有没有可能是因为我们考虑的太多了呢？

让我们再回忆一下写作对你来说很容易的那段时光。那时，你有没有苦思冥想？你是在仔细考虑每一个单词和每一句话，还是只是自己想怎么写就怎么写了呢？

当然，写作需要深思熟虑。但是，思考一件事情有不同的方式。大脑中的不同部位的思维模式也不同。如果用额叶皮质层思考，你就可能会被困在写作里，而用大脑的边缘系统思考，就会帮助你完成更有表现力的写作。是不是这样呢？

为了回答这个问题，我们来看一看大脑的这两个不同部位是如何运作的（见表 7–1）。

表 7–1　大脑两个不同部位的运作方式

边缘系统	额叶皮质层
形象思维	逻辑思维
主管身体感受	主管逻辑和推理
当我们在做梦或运动时最活跃	当我们整理、评估、判断或解决问题时最活跃
不记录时间轨迹（没有时间观念）	关注生产力、效率和时间管理
善于创造、善于提问、善于演绎	关心答案而不是问题，对创意和演绎持怀疑态度
记住反应行为	仔细思考每一个行为
在不连续的图像之间建立联系	以逻辑、线性的顺序将事物联系起来
喜欢猜测（尝试）	依赖于确定性
一次一个想法	同时处理很多想法

看看上面的表格，然后回想一下，当你觉得写作非常轻松的时候，大脑中的哪个部位与你的联系最紧密？

可以肯定的是，如果你正在为工作写一份简报，或者正在为你公司的董事会写一份报告，你会希望在你分享报告之前，确保在这个写作过程的每个阶段，你大脑的额叶皮质层都在不停地工作。但是，当我们谈论表达性写作，并想在纸上写下一些文字时，边缘系统（你大脑中不受限制的、具有创造性的、不断“尝试”的思维）似乎才是帮助你取得最大进步的部位。

老实说，这与我上中学时学到的“红灯、绿灯”头脑风暴游戏并没有什么不同。如果你不熟悉这个写作训练，那么只要你开始“绿灯”式的头脑风暴，任何想法都是好的。在“绿灯”下，人们很容易对一些听上去疯狂或不切实际的谈话内容一笑置之（“哦，是的——让教皇来我们的毕业典礼上演讲吧。这是在预算之内的事！”）。但是，规定不允许我们这么做。任何想法，无论有多么疯狂，都会被放到“绿灯”的列表上。

进行这些“绿灯”式的头脑风暴的好处是，当你进入“红灯”式的头脑风暴时（在这个阶段，你不可避免地必须进行批判性思考，剔除那些没有实际意义的想法），你可以处理的材料要比其他时候多得多。更不用说，有时一个疯狂的、不切实际的想法会激发出一个完全可行或者至少值得探索的类似想法。

我们的表达性写作也是如此。如果我们让边缘系统发挥作用，我们就会得到比其他情况下多得多的写作材料——就像你在写刚刚发送的那封满怀愤怒的电子邮件时那样。你已经启动了边缘系统。此外，如果你不能让你内心的自我编辑安静一分钟，你是不会想出一些你从未考虑过的想法的。“绿灯”式的头脑风暴可以让房间里的所有人都大声说出他们的真实想法。打个比方，杰米是我们班的财务委员，她是一个安静害羞的女孩，很少分享她的想法，现在她觉得可以放心地说出她一直在想的事情了——谁知道杰米的大脑中埋藏着什么样的智慧宝石呢！

你脑子里隐藏着的“杰米的声音”是什么呢？你是否因为害怕被人嘲笑而不敢说出自己的“疯狂”想法呢？你是否会因为怕遭到批评，或者太过害羞，而不敢说出自己的真实想法呢？在写作过程中，边缘系统就会发挥作用。它允许你的所有想法都显示在页面上。在这样的过程中，你就会找到撬动你人生成长和改变所需要的杠杆：你内心的声音。

我们大脑中的额叶皮质层也很重要。它负责组织我们的生活，记录时间，整理和分类事物，以更快、更有效的方式解决问题。如果没有它，我们就很难按时参加会议，很难记得支付每月的抵押贷款，甚至会忘记去学校接孩子，或者忘记给他们带一份零食，因为他们放学后总是很饿。顺便说一句，这就是艺术家在任何地方都有不守时的坏名声的原因。因为他们一直生活在边缘系统里！

我们需要额叶皮质层。但是，如果你“顺便”去你的边缘系统里停留一段时间，看看那里有什么宝贝，并探索它可能给你带来什么宝藏，那么你会有什么收获呢？会发生什么情况呢？也许，你会有更加深刻的见解；也许，你会发现一个创造性的解决方案；也许，你一直努力想要的改变会更容易实现。唯一的问题就是，我们的文化和生活没有以这种容易做到的方式组织起来。

进入边缘系统

你肯定知道那种进入“边缘系统”的感觉，因为你也体验过这一过程。由于你的年龄、文化背景和个性，你可能比周围的人体验得更多或更少。但是，无论多少，我们都曾体验过。

当你一连几个小时都忘记了时间的存在时，你就已经进入了边缘系统。也许你在打高尔夫球，或者看书，或者冲浪，或者上瑜伽课；也许你正在写日记，或者坐在你的爱人旁边，或者在分娩室等着你的孩子出生。此时此刻，你的所有杂念都消失了，你能看到的只有当下。

当脑海中浮现出电影情节时，你就已经进入边缘系统了。我要求作家们“想象一下这在电影屏幕上看起来会是什么样子”，因为这可以帮助他们进入边缘系统。当你进入边缘系统时，你会看到所有的一切都具有更加生动的细节。当作家处于这种状态时，他们会把这种感觉称为“进入状态”或“进入心流中”，他们渴望全身都能享受到这种感觉，甚至可能闻到熟悉的味道。还记得在关于“无限提示”的那一章，我建议你们从自己的生活中想象一种“带电”的情况吗？我说过，有时你会感到脊背发冷，或者浑身起鸡皮疙瘩，或者身体的某个部位有什么不良反应。

这就是发生这些反应的原因所在。这种“带电的”环境能使你处于边缘状态。记住，当你进入边缘系统时，就会感受到身体的不同部位的感觉。

你也会知道自己是否已经进入了边缘系统。因为如果你没有进入边缘系统，你的身体里根本就不会有任何感觉。此时，你的大脑将体验到一切感受。为此，你会“想得太多”。你想得越多，就陷得越深，以至于会无法自拔。

最近，我看到我妹妹一边在手机上看食谱，一边做晚餐。她有三个小孩。就在她做晚餐的时候，她五岁的儿子在客厅里高声尖叫着问她一些问题，比如，“妈妈，达米恩·威廉斯（Damien Williams）为哪支球队效力？”她还有一对两岁大的双胞胎男孩，一个试图爬进壁炉，一个想钻进冰箱。她必须同时关注好几件事——孩子的安全、晚餐的食谱。她必须高度关注时间——在三个孩子因为没吃东西而喊饿之前，晚饭需要多长时间才能做好，她丈夫什么时候回家和他们一起吃晚饭。她还必须分清轻重缓急——在回答有关达米恩·威廉斯的问题之前，先把一个两岁的孩子从壁炉边拉开。整件事简直就是一个奇迹。

在我们的现代生活中，在有些情况下（你已经经历过了），我们的额叶皮质层对人类的生存来说是绝对必要的。

因此，你可以看到为什么当像我妹妹这样的人（或者我们中任何一个人）坐下来做十分钟的表达性写作训练时，我们可能仍然很难“释放”自己已经习惯了的大脑部分。什么？运用我们的边缘系统？如果我们忘记了时间会发生什么？如果我们的一种想法或感觉破坏了这个正在缜密运行的系统，那该怎么办呢？有时候，一旦从额叶皮质层脱离，进入边缘系统，我们就会感到一种莫名的威胁。它会给人一种轻浮和陌生的感觉。这种感觉像在浪费时间。但是，这也是我们唯一的出路。

我说这些是为了提醒你，当涉及写作或任何其他形式的创作过程时，不要认为只要你“卡住了”，你就做错了。陷入困境并不意味着你在写作上失败了。“卡住了”意味着你在写作。这就是创意和写作的意义所在：从确定性中游离出来，进入混乱之中，这样你就可以再次尝试去理解一个全新的故事或想法。

也许你现在正陷入写作困境中，如果还没有，那么肯定会遇到的。不管怎样，欢迎加入我们的队伍。当你在写作时卡住了，请提醒自己：我没疯，我不是一个“坏”作家。我们的大脑只是试图让我们变得更加混乱和有创意。这就是对习惯和成规的抵制。

我们可以做很多实实在在的事情来帮助我们的边缘系统重新活跃起来。比如说，出去散步；到后院做瑜伽；站在你的桌子旁边，做一些跳跃运动。我曾遇到过一位作者，她是一位著名的健身教练——她曾训练过好莱坞最大牌的明星，她狡黠地笑着向我保证："当人们心跳加速时，他们会说出所有的秘密……有一种让血液加速流动的东西能让你保持诚实。"我想把这句话改成"运动会让你变得诚实"。

这是进入边缘系统最快的方法，也是你最好的写作源泉。

什么才能让我们运动起来呢?

为什么我要在这一章开头提到这个小镇呢？因为在这个特殊的地方，我们学会了如何进入边缘系统。

在肯塔基州的这个小镇上，每天早上，我们都会在一家名为"蓝鸟"的咖啡馆里与作家们碰面。这是我们在开始新一天的写作前与作家们联系的方式，我们可以给他们一些指导，以便让他们在自由写作之前，先经历一些冥想和写作提示的训练。

就在第二天早上，我注意到一件事：除了我们这些外来人，咖啡馆里没有一个人拿着手机。作家们从大城市的繁忙的生活中抽身来到这里，我们的电子邮箱通常从早上 6 点就开始不停地接受信息。那个小镇上的居民与我们不同，他们没有这样的生活和工作压力。每个人都静静地坐着，喝着咖啡，吃着煎蛋和培根。

遗憾的是，在试图让自己的生活变得更简单、更高效的过程中，我们进入边缘系统却越来越难。我们几乎不可能与自己——与自己的直觉、自己内心的认知联系起来，也不可能凭空创造出新的可能性。难怪我们写不出任何东西，怪不得我们被困住了。

研究表明80%的智能手机用户在醒来之后的15分钟内会查看手机。这项调查还显示，83%的千禧一代睡觉时手机就放在床边，其中10%的用户说他们会半夜醒来查看信息。这并不是说智能手机有什么不好，毋庸置疑，智能手机在许多方面让我们的生活变得更轻松容易了。但另一方面，对我们来说，进入我们的边缘系统中，把写作融入这种紧张的环境中面临更大的挑战。

这就是为什么我们能在肯塔基州斯坦福小镇上学到很多东西。这就是为什么参加这次笔会的作家——像亚历克斯一样，能从写作的困境中解脱出来。因为我们可以到处散步、游逛，有好几天允许自己放下智能手机。结果，在我们一起度过的四天里，亚历克斯和我们所有人都面对面地谈了很多话。我们允许自己放松一会儿。不去关心我们的写作会有什么结果。我们给我们的边缘系统开了“绿灯”，生活在问题和答案之间。

离开肯塔基州

可以肯定的是，现代生活绝不是肯塔基州斯坦福小镇上的光景。我们的生活中有没完没了的约会，手机会收到无数的信息通知和来电，还有食谱和需要回答的孩子的问题，这些都不利于进行表达性写作。在我们的周围，有无尽的噪声和杂声，我们如何才能听到自己内心的声音在安静地低语呢？

我们必须搬到肯塔基州吗？这可能不是一个切实可行的答案。

参加笔会的作家最后离开了肯塔基州，但是我们还继续练习亚历克斯亲切地称之为“获得边缘状态”（Getting Limbic）的方法。

他们会在网上告诉我：“我们已经进入边缘系统了。”他们会发来他们的写作装备或瑜伽垫或日记和钢笔的照片。当然，现代生活的压力使我们很难生活在问题和答案之间的夹缝里。但是，有可能以一种合理的方式把它引入我们的日常生活。因为我亲眼看见了，我亲自体验过了，所以我相信这是完全可能的。

当你进入边缘系统时，你将会在文化的潮流中逆流而上。别人甚至会好奇你为什么这么长时间才回复信息，为什么你从来不在你的手机旁，为什么你对写作如此“投入”。但是，一旦你尝到了自我空间、心灵寂静、当下时光和倾听内心声音的自由，你就永远不会忘记了。这就是神奇的地方。真是太棒了。你的内心总想回到那个甜蜜的地方。

08

先写下来，忍住修改冲动

其实不是要写什么值得分享的东西，而是要在写作中发现真相。

The Power of Writing It Down

A Simple Habit to Unlock Your Brain and Reimagine Your Life

我有一个这样的朋友，每当我说到一个话题的时候，他都会跑过来纠正我。有一次，我们和一群朋友一起吃饭，席间突然有人问："我不知道为什么他们把这个叫作锅贴……"我看了看正要塞进嘴里的那个锅贴，说："我也不知道……也许是因为用锅煮的吧？"我其实不知道答案，只是猜测而已。我的这位朋友可就受不了了。

我当然有权利去猜测一些我不太清楚的事情，但这却激怒了这个朋友。我话音未落，他就立刻拿出手机，搜索到正确的答案，并纠正了我的错误。"实际上，锅贴最初的名称源自中国……"说完他就走了。这不禁让我想起了热门电视剧《办公室》（*The Office*）里那个名叫奥斯卡的人。

在电视剧里，奥斯卡被大家称为"其实"先生。剧中奥斯卡的同事吉姆解释道："因为他会在任何谈话中插话，来添加事实或纠正别人的语法错误。"

这就是你的"自我编辑"大脑。它是你"真正的"大脑。它是你内心这个办公室里的奥斯卡先生。他就是坐在你桌子对面，手里拿着 iPhone，随时都想纠正你错误的那个人。我希望你把它看作大脑中那个完全准确、完全必要、完全有用的部位，因为以后我们还会用到它。目前来说，它只会影响我们聚会时的愉快气氛。

“先写下来，然后再编辑”的价值不仅在于你能在纸上写下更多的文字，还在于你会在写作和生活中获得更多的乐趣。你将会享受这样的兴奋感：充满好奇和偶然性，在桌子上有创意地摆弄一个东西而不知道它到底是什么——你在第一次尝试时就不需要做到完美。

我怎么知道这是可行的呢？

在“寻找你内心的声音”工作坊里，我们致力于让人们从他们的头脑进入他们的身体——从他们的额叶皮质层进入他们的边缘系统，这样他们就可以发现自己对生活中发生的事情的真实想法和感觉了。我们一起做瑜伽，一起听音乐。我们一起了解大脑及其运作和变化机制。我们做了很多写作训练。我们有时还会分享一点我们所写的东西。但是，无论你是否要分享你写的东西，重点不是要写一些值得分享的东西，关键是要发现你自己的真相，这样你就有了一个明确的前进方向。

学员们离开工作坊时，都会找到自己多年来从未有过的自信。有时，他们说感觉自己更“接近”自我了或者说自己的心态更加平和了。我们收到的另一个常见的反馈是，他们发现了自己人生中重大问题的答案——这些答案一直存在，只是他们没有注意到。我们最喜欢的反馈是，学员们觉得自己更有能力去继续完成这个有助于成长、理解以及充满好奇心和灵性的过程了。这是一门科学，但听上去像一个奇迹。

有一个参加工作坊的学员叫杰米，她最近搬到了美国西海岸。为了支持她丈夫布赖恩的一个新的商业计划，她毅然选择离开了自己的朋友和家人，离开了唯一一个她称之为家的地方。杰米和布赖恩大半辈子都住在东海岸，但是布赖恩得到了一个在娱乐业发展的机会。杰米觉得不能错过这个机会，于是他们达成了协议，收拾好东西，就搬到了西海岸。

值得庆幸的是，杰米依然保住了她之前的工作。她被批准远程办公，这让她松了一大口气。她不仅不必开始新的职业生涯，而且可以在任何让她感到心情鼓舞的空间里更加灵活地工作。这些对她的生活都起到了很好的辅助作用，因为毕竟搬到西海岸本身就是一个巨大的生活变化。

总的来说，杰米对这次生活改变感觉很好。然而，大约在他们开始新生活的四个月后，布赖恩向杰米宣布，他认为他们都应该试着和其他人约会。杰米被激怒了。这太出人意料了，简直是晴天霹雳。她究竟为什么要为了一个不愿与她维持稳定关系的男人背井离乡，搬到 4000 英里外的地方呢？她对与别人交往没有兴趣，这一点她早就向他说得清清楚楚了。由于他们在这方面无法达成一致，他们的婚姻也无法维持下去了。

杰米刚来到这个城市，还没有找到家的感觉。她也才刚刚开始交朋友，其中一半还是布赖恩介绍的朋友。现在，她发现自己在与生活抗争，在与一段糟糕的婚姻做斗争，这和她当初想象的完全不一样。

但是，杰米是个心态积极的人。她很有头脑，她不会让一段糟糕的感情毁了她的生活。她要振作起来，好好发展自己热爱的事业，慢慢增进朋友之间的友谊，享受在全美国最美丽的地方生活。

当然，所有这些都发生在星期一收到那封电子邮件之前。就在一周前，她的老板在公司季度的例行会议上兴高采烈地宣布了一个好消息，夸奖她工作做得很好，而且公司的业绩比以往任何时候都好。他感谢她对公司付出的心血，赞赏她的职业道德等，然后他们在接下来的会议上谈论了所有即将到来的令人兴奋的新发展机会。

然而，在星期一的那封电子邮件里，公司老板却说公司的业绩并不好。事实上，他们马上就要裁掉1/3的员工了。不仅如此，那些没有立即被裁员的人也会在接下来的几个月里被解雇。杰米也会在大约30天后失去这份工作，在她找到一份新工作之前，她会收到一小笔遣散费。

尽管沮丧和挫败感奔涌而来，但是杰米仍尽力保持着乐观。她告诉自己，至少她还拥有健康的身体和优秀的工作能力，她会很快找到一份新工作的。也许对她而言，结束这段糟糕的婚姻可以说是“塞翁失马，焉知非福”，因为现在她可以搬到任何地方去重新开始了。她的选择是开放的。她对此的感受和我们许多人被迫接受新开始时一样：既兴奋又恐惧。

接着，在收到那封倒霉的电子邮件不到一周后，有一天杰米回到家，看到房东在门上贴了一张纸条，说他们要卖掉房子了，她必须在30天内搬离。这时，她站在门口大笑起来。她笑啊，笑啊，笑个不停，一边笑着，一边反复地读着那张纸条，接着眼泪就流下来了，眼泪不停地流。杰米“保持乐观”的能力正在经受考验。

当我遇见她的时候，我告诉杰米，她正生活在一张空白的纸上。由于一些我们现在还不明白的原因，生活正在为她腾出一些空间。现在，她的日程表上有了空间，她的精神上和情感上都有了空间，还有一张完全空白的画布可供她创作。我告诉她，她正生活在问题和答案之间，而这就是故事中最激动人心的部分。她突然顿悟了。但接下来该怎么做呢？

当我们生活在一张空白纸上时，我们如何才能真正向前迈步呢？

“这是最令人沮丧的时刻，”杰米在工作坊里告诉大家，“我很清楚自己想要什么。其实这并不复杂。”

“你想要什么？”我鼓励她说。

“我想要一个爱人，和他一起分享我的生活。我想要让自己有一份有成就感的工作。我想要几个好朋友。这就是我想要的。我并不是想要 100 万美元什么的。”她用右手画了一个很大很大的圈，好像在说：“我又不是在要整个世界！”

我们都点头表示同意。

“最难的是，”她继续说道，“我几乎无法掌控这些我想要的东西。我不停地在手机上浏览那些约会应用程序，一次又一次地去约会，一次又一次地申请工作，我想我正在取得进展，但是我又觉得自己被生活掌控了，而我对生活却没有太多发言权，这令人感到不安。”

“我知道写作会对我有帮助，”她说，“这就是我来这里的原因。”她举起手中的日记说：“自从来到这里，我在这本日记里记下了自己最诚实的心路历程……我很震惊地看到这些文字从心底流淌出来。但是现在我要怎么办呢？如果写下来并不能帮我得到自己想要的东西又该怎么办呢？”

我告诉杰米，我很高兴看到她来到工作坊。她的发言激励了我和参加工作坊的所有人。来到工作坊分享自己的故事需要很大的勇气。尽管她经历了那么多，但能一如既往地敞开心扉，这很勇敢，也很了不起。我还告诉她，只有把自己交给一个你希望会给自己的生活带来积极改变的写作过程时，你才能听到内心最美好、最诚实的声音。

“我无法向你保证什么。”我对她说。

我告诉她，她可以写自己生活中发生的事情，但是可能还需要很长时间才能得到她所说的那些有形的东西——爱人、工作、好朋友。写作将对她的生活产生影响，而且可能是积极的影响，但是没有人能告诉她这需要多长时间，也没有人能确切地告诉她在这些东西到来之前，生活是否会变得更有挑战性。事实上，无论我们谈论的是写作过程还是生活，关于“先写后编辑”的惊人和神奇之处就在于：草稿在经过编辑润色之前会非常混乱。它通常比我们想象的还要混乱得多。

我们甚至想跳过这个阶段。但是，你不可能跳过初稿阶段。如果我们想写出初稿，我们得先写下来，然后再进行编辑。

我告诉杰米，我不能给她开具像商场购物那样的“退款”保证，就是说如果她写下她想要的东西，她会在30天内得到它，否则就无条件退款。遗憾的是，写作不是商场购物。写作就像生活一样，充满了偶然性，充满了模糊和困惑，充满了我们还不知道答案的问题。我不能保证杰米会很快找到工作，或者很快找到爱人，或者她会奇迹般地知道今后会住在哪里。

但是，一旦我们进入写作过程，我们就会发现我们开始写作的原因和我们参与塑造自己生活的原因是一样的。我们开始写作是因为有一个可以接受或拒绝的邀请摆在你面前。你可以做出自己的选择，既没有保证，也不是义务。真正的问题是，你想尝试一下新的开始吗？并在尝试中有意识地塑造自己的生活吗？

如果我们说“不”，我们就不会去做，因为我们确信已经把生活中的一切都安排妥当了。如果我们说“是”，那是因为我们怀有好奇心，也因为我们还有一点点信念，相信美好的事情会发生。这就是一个没有答案的谜。我们必须这样去做，因为当涉及写作和我们的生活时，我们还有什么其他选择吗？

当你在编辑初稿的时候，就会发现问题了。在写作中，这看起来像是在厘清故事的结构，通过选择词汇和修正语法规则让文字变得更好。在生活中，这看起来就像退后一步问自己：

- 我的生活是否如我所愿？
- 我的言行一致吗？
- 我该如何提升自己？
- 我需要在哪些方面更加自律？
- 在生活中，有哪些方面需要我更多地认知和关注？

像这样的编辑过程是至关重要的，我们可以将其纳入我们的日常生活节奏中。

同样重要的是，我们不能以这种自我编辑的姿态度过一生。如果我们所做的只是退后一步评估自己，那将是极大的损失。如果我们从未体验并享受我们已经拥有的奇迹，那也将是一场悲剧。让我们把奇异的恩典写在文字里，不要试图把文字变得完美，只要让文字呈现在页面上，不用担心它们会变成什么样子。

试一下，看看你能否轻松地思考，这不需要在第一次尝试时就完全做到。

我希望你能让奇异的恩典成为文字的一部分。也许现在你对自己的处境没有积极的态度，但是你能不能把你真正的想法和感受写在纸上呢？文字不完美也没关系。你能不能不要担心语法或标点符号，或者不要担心谁会去读呢？

能不能让自我的存在感强一点呢？能不能先写下来，以后再编辑呢？能不能给自我腾出一点点空间呢？

杰米离开我们的工作坊时，没有明确地想好下一步该做什么，也没有给出她找到工作或爱人的确切时间表。但是，她带着我认为她更需要的东西离开了：一点点奇异的优雅、一点点允许进入她人生新阶段的初稿。不必现在就把它弄明白。要有创意而不是效率。去思考，去实践，去欢笑，去玩耍吧！

杰米学会了如何进入边缘系统。我要提醒大家的是，这正是我们摆脱困境的方法。

深深地吸气，然后更深地呼气

我想教你一个简单的呼吸练习方法，当你在写作中忍不住想

“自我编辑”时，你可以运用它。你自己会意识到什么时候会有这种冲动，因为在你试着写下一段文字的时候，你的额叶皮质层就会劝你放弃它。你每写下一个字，你的大脑就会纠正你，就像你在马路上开车的时候一只脚踩着油门，而另一只脚踩刹车那样。

当这种情况发生时，有一个非常简单的呼吸练习会让你回归自我，倾听内心的声音。你甚至不用从椅子上站起来就能做到。它之所以有效，是因为它能舒缓你的脑电波，让你脱离前额叶皮质层，进入边缘系统。

在这个呼吸练习中，你所要做的就是深深吸气，然后更深地呼气；闭上眼睛，心中默数呼吸的次数。

由于每个人的肺活量不同，呼吸的次数也因人而异。但是，为了简单地说明，我们就吸气六秒，呼气七秒，看看你能不能连着做七次。

吸气，一二三四五六；呼气，一二三四五六七。

当这样反复做深呼吸时，你会感到自己越来越平静了。

让自己多呼出一点气而不是多吸入一点气，多一点优雅而不是勉强，多一点流畅而不是自我修正。这虽然并不能立刻解决所有的问题，但却能够让世界变得更加平静。它能使你心胸开阔一点，头脑清醒一点。它会让你进入边缘系统——你大脑深层次的创造状态。这只是一个开始，接下来凡事皆有可能。

09

从另一个视角看自我

写作赋予了我们一个能力，让我们能看到生活和

故事中从前看不到的图景。

The Power of Writing It Down

A Simple Habit to Unlock Your Brain and Reimagine Your Life

我们一起来想象一下，你将登上一个热气球，悬在你家的上空。当你安全地待在地面上的时候，你可以看到一组由不同的颜色和形状的图像构成的大小不一的图景。这是你在地面上的一个视角。然后，当你从地面起飞时，你的视角开始慢慢变得开阔了。你能从不同的角度看到你的房子、你的院子、你邻居的房子，这些都是你以前看不到的。然后，当你飞得越来越高时，你会看到你家后面的街道，以及你家周围的每一个院子。

你还能看到你家后面那条街以及街后面的那条街，然后是再后面的那条街。你之前根本就没看到过这样的图景，你是不是快要发疯了呢？这只是因为你平时没有把自己放在一个你可以看到这些视觉效果的角度上而已。现在，你已经被带到离你家地面几百英尺[①]高的地方，再飞到几千英尺的高度，你就能看到更多的地方了。此时，你看到的图景已经完全不一样了。

这就是写作给我们带来的帮助。它给了我们另一个视角。它让

---

① 1 英尺 ≈ 30.48 厘米。——译者注

我们有能力看到生活和故事中从前看不到的图景。像你在第6章中学到的，当你开始写下事情的“事实”时，你就已经开始重新思考这些事实到底是什么了。你可能会绕过一个事实，来确保你已经准确地评估了它，而不是仅仅从表面上看它的价值。你可能要试着把自己提升到更高的位置，这样你才能真正地理解它，而不是像你之前那样成千上万次地向它屈服。

在写作中，你不必强迫自己这样去做。这只是写作过程的一部分。当你腾出空间，放慢速度，写下事实、想法和感受的时候，你就会放飞自己的热气球，惊讶于你发现的新视角。这就是你的“叙述者的声音”。

当我与作者合作时，我们花了很多时间来开发“叙述者的声音”。“叙述者的声音”是电影放映前出现的旁白，在我们与剧中人物面对面之前介绍他们的情况。这是理性的智慧之声，这智慧之声似乎知道一切问题的答案，也知道一切故事的结局。

故事中的人物可能陷在痛苦之中，也可能在困境中挣扎，也可能迷路了。但是，叙述者知道故事接下来会如何发展。我们会一直跟随叙述者朝向他指引我们的方向前进。

不管你在写什么样的故事，叙述者的声音对一个故事来说都是至关重要的。读者知道故事都有开始和结束，即使其中透露出来的线索是微妙的，我们观看的事件也正指引我们去往某个地方。即使你从未打算把你的想法写进书里，而且从未打算把它们分享给外人，也要注意叙述者的声音可能会给你的生活带来什么改变：故事中的叙述者能帮助读者获得故事主角所没有的视角。

如果有一种声音可以在你需要的时候指引你如何去做，如果你内心的声音能够帮助你解决现在困扰你的问题，如果你内心知道无论发生什么事，你都会平安无事，那么你会感到有多么安慰呢？如果我告诉你，你可以通过写作把它们写进自己的内心，你会怎么做呢？

叙述者知道什么？

试一试，把自己想象成自己人生故事中的主角。有些人对此有抵触情绪，认为自己是主角（有时也被称为英雄）会让人感觉是以自我为中心。但是，在你认为这是一种自私的行为之前，请考虑一下，把自己放在自己生活故事的中心实际上是在强调个人责任、权利以及对自我行为的掌控权。

如果你不是故事的主角，还有谁是呢？

我不是说你必须成为某部史诗级电影里的英雄。我的意思很简单，那就是在你人生的“电影”中，你就是主角。你的行为对故事的展开至关重要。在你生命的尽头，你想如何来解读自己的人生“故事”呢？你想让这个故事被解读为“我面临着一些困难和挑战，我并不总是知道该如何去做，但是我尽了最大的努力，克服了令人难以置信的困难，我被一股比我更强大的力量举起来了”，还是“这一切都是毁灭性的和令人绝望的，我变得不知所措，以至于几乎要放弃了”呢？

故事发展的轨迹是由叙述者来决定的。

叙述者没有改变故事的任何事实，叙述者构思了这个故事并决定故事的内涵，这样做可以给故事的发展提供一个结局。

因此，让我们想象一下，你就是自己生活故事的主角，你试图决定下一步该做什么，但是不知道哪种方式是正确的。谁能知道正确的方式呢？当然是叙述者。倾听“叙述者的声音”可以帮助你像在热气球里一样，在房子上空飘浮一分钟。把你的生活元素当作故事来写，把你自己看作这个故事的主角，这会让你拥有更广阔的视野。

叙述者能注意到主角注意不到的东西。他们可以注意到一种“模式”，比如说，一次又一次重复出现的事实、想法和感觉。当你谈论某个话题时，有些词会在你的页面上出现N次。

朱莉是我们工作坊的一名学员。她注意到，一连几个月，她写的几乎每一个故事里都出现了一个她过去的生活中出现过的一个人的名字。尽管她很鄙视这个人，但是他却在她的生活“故事”中占据了大量的空间。她告诉我：“如果我再看到自己写那个名字，我就戳瞎自己的眼睛。”她知道是时候去应对这个人以及他产生的影响了，他仍然支配着她的生活。如果没有写作的习惯，她永远不会知道这些。

这就是叙述者声音的力量。当你开始“叙述”自己的生活时，你可以看到自己以前看不到的东西，这仅仅是因为你现在有了不同的视角。

虚假叙述者

这里还有一个问题：我们的周围有各种各样的声音在“叙述”我们的生活，但这些声音并不一定是真正的叙述者的声音。这真的很危险，因为故事是由叙述者主导的。如果叙述者说“她知道那份工作不适合她，但她还是接受了”，我想她将不得不以惨痛的方式体会到违心做事的后果。

我们大多数人从未想过用第三人称来讲述自己的故事，但是当我们这样去做的时候，就会拥有一种强大的力量。此时，我们意识到我们苦苦寻找的答案一直就在我们的心里。改变我们人生道路的话语几乎总是发自我们的内心。

说到虚假叙述者，我恐怕得说，大多数人身边都有几十个这样的人。你的父母、你的兄弟姐妹、你最好的朋友、你的牧师或精神导师都会从不同方面来叙述你的生活。幸运的是，你有一位能力超群的心理医生，他已经教会你保持平静，为自己腾出空间，让你最终能听到自己内心的声音。但是，如果没有这位心理医生的指导，你甚至还要与这些来自外部的声音抗争。

在这些外部的声音之外，你的头脑中还有一个“小圈子”，它开始对你的每一个举动喋喋不休。几年前和我一起工作的心理医生切尔西·韦克菲尔德（Chelsea Wakefield）称之为“你的内心委员会”——即使你没有去找它们，它们也会对你的生活产生影响，它们想让你自己说出这些内心的声音。我给它们取了“批判型教授”“愤怒的保护者”“怀疑的山姆”这样的名字。这让我意识到每天有多少声音在我的脑海里蹦来蹦去，相互争论。难怪我想不出下一步该去哪里呢！

内心如此喧嚣，你究竟怎样才能知道自己在想什么？你怎样才能听到自己内心的声音呢？

切尔西写了一本名为《与平和的内心对话》(*Negotiating the Inner Peace Treaty*)的书，讲述了如何让这些声音相互交流，从而让你最终解脱。这本书中有大量的习题和练习，可以很容易地转化为写作训练，并且可以与你在这里学到的东西结合起来使用。但是，在本书中，特别是在这一章中，我想把你真正的充满智慧和快乐的声音称为你的“叙述者的声音”。

叙述者和故事

为了帮助你更多地理解叙述者是如何讲故事的，是如何帮助你把自己的内心认知和你的写作联系起来的，我需要解释一下故事是如何展开的。你要知道，所有的故事都有一个明确的开头、中间内容和结尾。同样，我们的生命也有开始(出生)、中间阶段和结束(死亡)，但更重要的是，我们生命中的故事也遵循着同样的结构。你做过的每一份工作，经历过的每一段感情，走过的每一段旅程都有起点、中间阶段和终点。

故事通常也会围绕一个主要角色展开。从故事开始，穿过混乱的中间阶段，故事的主角将一路走到最后的结局。

但是，故事的主角并不只是简单地在故事中穿行，他在这个过程中可能会被改变。当我们读一个主角永远不变的故事时，我们直觉上会感到失望和困惑。一个没有任何情节转变的故事，我们称之为平淡无奇的故事。这种故事很无聊，很难理解，结局也不尽如人意。

我想说的是，虽然我们大多数人都认为主角哪里都不去的故事很无聊，但很少有人问过自己，我的生活要去向哪里呢？

叙述者知道故事的发展走向。叙述者知道主角想成为一个什么样的人。你是否曾在电影中听到过显得紧张或焦虑的旁白的声音？反正我是没有听到过，因为叙述者知道主角不知道的事情。写作能让你接触到自己内心的叙述者的声音，这种声音一直存在，但有时会被其他杂音所掩盖。

如果你能听到自己内心的叙述者的声音，而不是你周围世界的杂音，比如说，Instagram 上的粉丝，尖叫着需要你帮助的孩子，挑剔或粗鲁的邻居，似乎从来都不满意你的老板，你会怎样呢？如果你能比你过去生活中经历的那些批评者，比如说，你的父母、你八年级的几何老师、你的高中足球教练——更清晰地听到你内心的叙述者的声音，你会怎么样呢？

如果你足够幸运，你的生活中有一些帮助和鼓励你的声音，那么你就会大大获益。但是，如果叙述者的声音中仍然包含一些他们不知道的事情呢？即使是我们生活中最善意的声音也会给我们一些他们自以为有用但却让我们偏离轨道的建议。

比如：

1. 睡觉的时候千万不要生气。
2. 当作家是赚不了钱的。
3. 无论如何都不要办信用卡。
4. 流鼻血的时候把头往后仰。

上面我列举的只是一小部分我从那些自认为在帮助我的人那里得到的善意的建议。他们的建议要么是完全错误的，至少对我来说是错误的，要么就是对我毫无帮助和启发。这与讲述者的意图无关，而与讲述者声音的价值有关。如果你是自己故事的主角，还有谁比你更适合做自己故事的叙述者呢？

你比任何人都更了解你自己内心的声音。你内心的叙述者的声音知道你是谁，知道你要去哪里。它知道你最深处的想法和感受。它知道故事该如何开始和结束。它非常确定地知道你正在追求什么样的转变，它不会因为你在路上遇到的障碍就退缩。它知道这只是你人生计划的一部分。

让我再问你一个问题：你相信有一个内心的向导在你的旅程中帮助你，并指引你前进吗？也许你称这种声音为你的直觉，或者“圣人的智慧”，或者寂静中的低语，或者圣灵。不管你怎么称呼它，在此我都称之为叙述者的声音。

也许，你对此持怀疑态度。如果是这样，那么写作能很好地检验它是否适合你。在试卷的上方写下一个问题，比如，“我的人生将走向何方？”或者“接下来我该怎么办？”然后，以此为题自由写作 10 ~ 20 分钟，看看你是否回答了自己的问题。

我曾和一些作家一起工作，他们坚称通过自己的作品，实际上已经“预测了未来”。他们写下了诸如两年后他们将住在哪里或者将从事什么工作，几年后又偶然发现了当时写下的那个时间胶囊。我最近也发现了一个，可以分享给大家。

回想起我离婚后那段最难熬的日子，一位做心理医生的朋友建议我为未来五年的生活写一篇现在时的“日记”。这个练习基于想象的力量及其对我们大脑的影响，以及潜意识思维驱动我们行为的能力，甚至是催眠疗法的一些原理。这和我现在教给你们的方法很相似，只是角度不同而已。

我一直很喜欢做这种事，所以采纳了她的建议。根据训练的指示，我要选择几年后的一个日期，把这个日期写在一张纸的顶端，然后写一篇“日记”，就好像我已经经历过那一天一样。换句话说，我被迫想象未来的事情会是什么样子的——我会住在哪里，会做什么，会和谁在一起。我选择的日期离我写这篇日记的日子还有三个月（这意味着它还完全没有发生）。

下面是我这篇日记中的一小段内容：

> 我非常喜欢和我生活在一起的这个男人的重要一点是，在我认识的所有人当中，他有一颗最宽容的爱心。他总是帮助别人，为他们服务，而且他全身心地投入到工作中，这意味着他要经常像我一样在路上奔波。我们不是总能聚在一起，但我们的相聚是甜蜜的。你不会相信，当你知道无论如何，你都有一个可以依靠的人，有一个可以回去的地方时，你的内心会有怎样的感受。对我来说，他就是那个可以依靠的地方。

很显然，这段话在今天也是可以很容易就写出来的，因为写的就是我的丈夫马特，以及我们在一起的生活。现在重读这段文字我感觉很可怕。我在这篇日记里说的关于他的一切都是真的，而且是在几年前我根本不认识他的时候写的。那么，我又是怎么知道的呢？

坦率地说，我在那个练习中写的事情也有几件没有实现。比如，我写到了叫醒我们的孩子们去上学——我用的是“孩子们”。虽然在我写本书的时候，我们的女儿即将出世，但要想有多个孩子或者叫孩子们去上学，还需要几年的时间。我在想也许哪天我们会收养一个孩子，也许我们还会再生一个孩子，也许这只是我的一厢情愿而已。

关键不在于你内心的叙述者的声音能预测你生活中的每一个事实的细节（如果可以，那你就有一条新的职业道路了）。关键在于不管你喜欢与否，你内心的叙述者的声音——你内心中最真实、最深刻的部分，正在主宰你的生活。所以，如果你在写作过程中发现叙述者的声音总是在抱怨生活是多么不公平，那么你可以想象，生活将会一直如此不公。如果你发现了一个你从未意识到的关于自己的深层次的真相——比如说，你在阳光的照耀下感到最快乐——那么，即使最终离开西雅图这座城市你也不要感到惊讶。

这不是什么魔法或灵性思维，这是神经科学。你隐藏的想法和信念正驱动着你的行为。通过写作，你内心的叙述者的声音让你接触到你对生活事实的真实想法和感受。我们能预测未来的结果吗？不。我们能完全掌控它们吗？抱歉，也不能。但是，你内心的叙述者的声音确实能让你挖掘出你所处环境的真相，这样你就能改变你所能控制的东西，那就是你对你所处环境的反应。

叙述者的声音能让你接触到自己内心的一部分，而不是日常生活中的挣扎和困境。它能给你智慧和不同的视角，让你正确看待你生活中现在看起来黑暗和困惑的部分。写作就像一个入口或通道，通向你自我的这一部分。当你把文字写在纸上时，你会突然发现，这就是我，这就是我想要的，这就是我来这里的原因。

你内心的叙述者的声音也许就是打开自由大门的钥匙。

你的生活回忆录

很明显，回忆录是最容易看到叙述者的声音的地方之一。无论是现在还是将来，你都绝对不想写你的生活回忆录——这是完全可以理解的。但是，我们先用它来做个类比。

如果你要写一本关于你的生活的回忆录，那么故事的叙述者会是什么样的呢？是那个在事情发生之前就能预知的声音吗？我希望你能好好考虑一下这个问题。想象一下，如果你和你的叙述者坐在一起，和你自己内心中最聪明、最诚实的那一部分面对面，你鼓起勇气问自己："我的生活中需要改变什么？"你的叙述者会对你说什么呢？它会说你来这里是为了寻找爱吗？是想找到勇气吗？是想为别人挺身而出吗？是想为自己挺身而出吗？是想来获取你的力量吗？抑或是要来发挥你的天赋吗？

如果你让叙述者告诉你生命的意义，或者你要去哪里，叙述者会怎么说呢？如果让你想象你人生故事的最后一页或一段，你会怎么写呢？

我们知道叙述者的声音会改变一切，因为它给了你语境。当我们知道主角经历了这些时，他所经历的一切都会变得有意义。

一位名叫朱莉的女士参加了"寻找你内心的声音"工作坊，她刚刚开始学习聆听自己内心的声音。朱莉的姐姐有了外遇，虽然这应该是一个大秘密，但在朱莉和她姐姐居住的小镇上，这个秘密不胫而走。朱莉劝姐姐把发生的事情和盘托出，以便找到解决办法，可是不管她说什么或做什么，她姐姐就是不听。后来，麻烦越来越大，因为不断有其他人知道了这个秘密，她姐姐觉得自己遭到了背叛，因为这些人之前是不知道的。所以，在姐姐和其他家庭成员眼中，朱莉就成了一个大喇叭。她也因此变得身心俱疲。

朱莉的妈妈恳求朱莉说服她的姐姐结束这段外遇。朱莉的哥哥在当地一家酒吧无意中听到了这个消息，就打电话责问朱莉为什么不早点告诉他这件事。朱莉有点担心，她的姐夫最后知道这个消息后会不跟姐姐讲道理，会跑到家里大发雷霆。

更糟糕的是，朱莉的家人持有严格的宗教观念。朱莉告诉我，她姐姐对发生的事情和她自己所做的选择感到羞愧和内疚，而她的父母坚持认为维持婚姻是最重要的事情，这加剧了她的羞愧和内疚感。朱莉确信这是她姐姐感到困扰的一个重要原因。朱莉觉得自己也备受困扰。

我决定带朱莉去做“无限提示”的写作训练，朱莉写下了关于这个事件的所有事实以及自己对当时情况的想法。在训练中，她发现了当时她告诉自己的各种偏见和错误的叙述（比如，“如果我姐姐愿意________，我就可以重新过上自己的生活”）。在写作训练快结束时，我问朱莉，她内心的叙述者对此会说些什么呢？

朱莉会意地看了我一眼，流露出一个当作者意识到自己知道问题的答案时的表情。她说：“叙述者会说，‘朱莉不知道她姐姐的问题与她无关。她不是来救别人的，而是来救她自己的’。”

不是来救她姐姐而是来救她自己的，这是一个多么深刻的见解。内心的叙述者，真的谢谢你。

有时候，内心的叙述者的声音很容易就能被听到。有时候，它更像一种极力的挣扎。有时候，你在真正听到叙述者的声音之前就能感觉到它的存在。有时候，它先于文字出现在感觉中。但是，我们仍然要坚持写作，因为在叙述者的声音出现在文字中之前，我们很难理解它想要告诉我们什么。

还有一个参加工作坊的作者，就叫他蒂姆吧。蒂姆告诉我，他来到工作坊是因为担心一位染上毒瘾的朋友。蒂姆告诉我，在一半的情况下，这位朋友是一个性格开朗的人，是聚会的中心人物，甚至是鼓励和支持他的精神支柱。但是，在另一半的情况下，这位朋友却反复无常、不负责任、不可靠，有时甚至非常刻薄。在一个"无限提示"的写作训练中，蒂姆讲述了一个场景，这位朋友和蒂姆的女朋友上了床，然后嘲笑蒂姆，他为此感到非常难过。

我问蒂姆，他认为内心的叙述者会对这个故事说些什么呢？如果把自己当成故事的主角，那么他想要什么样的结局呢？内心的叙述者又知道哪些蒂姆不知道的事？内心的叙述者会给蒂姆哪些不同的角度呢？

蒂姆摇摇头。事实上，每次他想到"结局"的时候，脑海里浮现出来的都是他的朋友溺死在一个水沟里的情景。尽管我知道这对蒂姆来说很困难，但我还是试图让他回归自我，成为这个故事的主角。他的朋友是另外一个完全不同的故事的主角，他要自己决定自己的人生走向——这些决定实际上就是生与死的抉择。但是，蒂姆是他自己故事中的主角。他就是摄像机跟踪拍摄的那个人。他才是观众关注的那个人，观众一直在关注着他的转变。

所以，我请蒂姆思考一下他自己的人生转变可能是什么。蒂姆仍然很茫然。

于是，我要蒂姆再次开始写作训练，但是这次要用第三人称来写他自己的故事。所以，写作任务就是把事件的真实情况写下来，就好像这两个人都与他无关。这个故事里有两个人，蒂姆和他的朋友。蒂姆需要把这个故事写得好像跟他完全无关一样。蒂姆描写了一个场景，他的朋友躺在医院的病床上，濒临死亡。让他和大家都很惊讶的是，在这一幕中，蒂姆就坐在他朋友的身边，牵着他的手。这时蒂姆内心的叙述者出现了。这是他彻底顿悟的时候。

正如蒂姆所写的，此时一种巨大的平静感笼罩着他，他知道他的朋友会没事。无论如何，他都会没事的。

“他很平安。”蒂姆内心的叙述者告诉他。不知何故，只要知道他的朋友平安无事，蒂姆就开始把这个故事当作自己的故事来思考，而不是把自己当成他朋友故事中的“救世主”。我问蒂姆，从此以后，他的生活是否会有所改变。

“我想……我可能要开始为自己而活了。”他说。

我们内心的叙述者的声音知道许多我们未知的事情。它们知道我们要去往哪里。它们知道我们是谁。对于我们的生活环境，它们拥有比我们自己所能获得的更高的智慧。把我们的故事、想法、观点和经历写下来可以帮助我们更好地听到那个声音。

你的大脑如何回应你内心叙述者的声音

在这一章中，到目前为止，这个过程听起来还是相当神秘的，因为我们内心深处有一些“拥有更高智慧”的声音在指引我们前进。也许这个想法有些神秘，但是如果我不告诉你大脑如何回应你内心叙述者的声音，那就是我的问题了，因为你内心“更高、更聪明的”声音最终会出现在纸上。

我敢肯定，当我们开始把文字运用到我们的生活经历中——就像你在写作过程中所做的——那些曾经让我们痛苦和不安的生活经历就不再能控制我们的情感。心理学家把这个给不同人生经历贴标签的过程称为“贴情感标签”。当你说出一种感觉的时候，你大脑中管控情绪的部分（右前额叶皮质层）会变得更加活跃，而管控身体反应的部分（杏仁体）会变得迟钝。

换句话说，这个给你的情感体验贴标签的简单过程可以帮助你调节情绪，并进入你大脑中更高级、更具有逻辑推理能力的部分。这就是为什么在超市里乱发脾气的孩子不会经常对他们的母亲说：“妈妈，我在超市里被各种各样的刺激和诱惑搞得筋疲力竭，这就是为什么你不让我吃糖果时，我会表现得非常沮丧。”他们根本无法用语言去描述和理解这样的经历。但是作为成年人，我们却有这样的语言能力。

当我们描述自己的情绪状态用的语言越多，我们就越能控制它们。这就是给它们贴上标签的作用所在。难怪写作能让我们释放，能让我们更清晰地思考问题，从而想出解决问题的办法。

正如彭尼贝克所说：

> 在令人沮丧的生活经历中，我们的记忆力会减弱，同时注意力的焦点也会变得更狭窄。我们倾向于狭隘和僵化地思考……（我们的）无意识……以暂时变傻为代价来减轻（我们

的情感经历的）痛苦。

“暂时变傻”是描述这种状态的最好方式。如果你曾经觉得自己像超市里那个蹒跚学步的孩子——尽管你已经25岁、37岁或62岁了，那么你就知道我在说什么了。也许，你对六岁的孩子发脾气，显得过于刻薄了。也许，是你的配偶把你推到了情绪爆发的边缘，你发现自己会大声尖叫或扔东西，而不是像成年人那样使用语言来描述和理解情绪。也许，你被堵在高峰时段的车流中，发现平时冷静的自己也会不停地按喇叭。

其实并非只有你感到曾经像这样“暂时变傻”。你有没有想过这可能不是因为你真变傻了呢？这可能是因为你对特定的情况，比如，你面临诉讼，你妻子今年夏天意外离世，你上个月流产了，或者你对从未与人提过的心理创伤的一种情绪反应。这都可能会抑制你清晰思考和解决问题的能力。把它写下来，给你的经历贴上情感标签可能会让你得到释放，从而表现出自己最聪明、最有想法的一面。

彭尼贝克博士描述了一些研究参与者在写作过程中感受到情绪放松的情况：

> 当人们被问及为什么写作对他们有帮助时，许多人会说，那是因为他们对情感事件有了新的理解。那些看似难以解决的问题写在纸上后就变得更加简单，更加容易处理了。写作有助于解决问题。一旦问题得到解决，就事过境迁了。
>
> 当你写下自己生活中的事件和经历时，你就开始超越它们——就像你坐在热气球上“飞到”你的房子上空一样。写作能够帮助你做到这一点。它可以帮助你厘清思路，解决那些让

你夜不能寐的问题，使你获得一些方向感和答案，消化吸收所有你面临的新数据和经验，并使你以一种诚实、自由和开放且没有激烈后果的方式去解决问题。

生活的任务

一些作者告诉我，当他们开始进入写作过程的最深处时，就会感到自我释放，他们想知道到底是什么让他们有资格成为自己生活的叙述者。我提醒他们，尽管我们可以自己选择，但生活仍然是复杂的，而且塑造我们自己的生活经历的确很难，但这是我们渴望获得自由和幸福的唯一途径。

最后，我想再回到彭尼贝克的研究，因为他关于生活和写作的挑战的结论可以帮助我们理解为什么“自我释放”应该是我们用来描述这个写作过程的最后一个词。

研究人员发现我们在生活中为自己设定了一些常见的任务，比如说，爱与被爱、让世界变得更美好、养育健康快乐的孩子、在工作和事业上取得成功、对自己和他人都要诚实。如果这些任务还不难完成，那就再想象一下当我们面对巨大的心理创伤时所面临的问题。

如果写作（和生活）看起来如此复杂和难以承受，那是因为它们本就如此，那是因为你正在密切地关注它们，那是因为你在乎它们，否则你不可能走到这一步。你要解决的问题远比通过写作来指导你生活中的思想和情感要简单得多。如果你曾经遭受过心理创伤，还在努力尝试写作，你就应该得到更好的奖励。写作是一项非常艰巨的工作，你的努力将永远改变你的人生轨迹。

不管你是谁，你内心总有一个声音比你每天在生活中听到的声音更真实，它也比你每天的自我更真实，因为你表露出来的自我总是喜欢评判自己和别人。其实，还有一种声音比那种声音更值得信任。也许，你对这个声音非常熟悉；也许，你对这个声音感到很陌生。不管怎样，写作都可以帮助你倾听那些发自你内心的声音。

不管你怎么看它，它的目的都是一样的——那就是引导你，安慰你。它蕴藏着巨大的智慧和快乐。对于这个声音，我们大多数人并不熟悉，因为我们周围充斥着生活的杂音。

也许，是时候让我们彼此增进了解了。

10

在文字中看见真实的自己

你不可能写了很长时间而在文字中看不到真实的自己。

你可以长时间回避它，但这不是长久之计。

The Power of Writing It Down

A Simple Habit to Unlock Your Brain and Reimagine Your Life

2016年11月1日，距美国总统大选还有不到10天。随着唐纳德·特朗普（Donald Trump）和希拉里·克林顿（Hillary Clinton）的竞选进入白热化，人们的情绪也比以往任何时候都更加高涨。这个国家一如既往地分裂。共和党人说希拉里是骗子，民主党人说特朗普侮辱女性。我从许多人那里体会到的感觉是，这是一个令人不安的、飘摇不定的时期。不管投票结果如何，我们都不能否认事情将会发生改变。我们都屏住呼吸静静地等待着，不知道接下来到底会发生什么事情。

在大选初期，我和朋友们一直在说，特朗普不可能走到选举的最后阶段。所以，我和其他人一样感到震惊。雪上加霜的是，我还离了婚，刚刚从一段充满情感控制和家庭暴力的婚姻中解脱出来。

所有这些都表明，我不希望特朗普当选总统。无论从政治角度，还是其他任何方面来说都是如此。我的意思是，我当时受到了一个男人的伤害，他控制了我的一举一动，监控了我说出的每一句话，这种状况持续了四年多，现在我终于摆脱了这一切，我需要的不是特朗普当选这个结果。我需要一个新总统，在我内心上，我希望另外一个人能当选总统。

是的，另外一个人。

也许，这就是促使我在佛罗里达州的海滩边预定一间小木屋来远离这一切的主要原因。我决定写下整个故事——我离婚的故事。我已经计划好了。我已经写了几篇文章。写作是我处理生活问题的几种方式之一。我写下了一些小片段来帮助我记住事实和情况的细节。我写下来是要提醒自己对事情的想法或感受，因为我仍然会对整件事情感到困惑。

有时候，当我觉得我的大脑被笼罩在一层浓雾中时，我就会坐下来写作，一分钟后浓雾就会消散。

所以，我在佛罗里达州的西格罗夫给自己预订了一间海边小木屋，除了一台笔记本电脑和一双跑鞋外，我什么也没带。小木屋不大，看上去像在 20 世纪 80 年代以海滩为主题装修过，墙上贴上了贝壳壁纸，此后就没有太多翻新了。但是，这间小木屋最美丽的、也是我真正需要的地方，是那扇滑动门，它直接朝向大海。

这就是我坐着写作的地方。我把门打开，这样我就能听到海浪汹涌撞击的声音，闻到略带咸味的带着治愈气息的空气。在那八天里，我的手指一直在键盘上飞舞，时快时慢。在这种场景下，大脑中的话来得太快了，仿佛喷涌而出。

你应该记得我之前对自己许下的关于这个故事的承诺：我要讲出真相——关于这段婚姻的丑陋真相。我不会再隐瞒任何事情了。所以，我让这些话像激流洪水一样流过我的心，流进我的指尖。就在这时，意想不到的事情发生了。

我以为写下故事的每一个细节会让我变得好受一些。我以为会有一种宣泄的感觉——我曾在我的许多作者身上目睹过这种情况。他们来到工作坊和我一起写作，离开时感觉如释重负，思路清晰。我自己也经历过上百次这种情况了。但这次不同了，似乎我并未获得什么安慰和清醒。

相反，我感到黑暗像一团浓雾一样笼罩着我，我感到从未有过的悲伤。我一边对着屏幕打字，一边不停地抽泣着。有时候，我会站起来，在海滩上散散步，这样就可以自由呼吸一会儿海的气息，然后再回来写故事中最糟糕的内容：那些文字没有发表。我甚至不会给我妈妈看，更别说给出版商看了。

坦率地说，那些文字给我的感觉就像我独自待在海边那间小木屋里一样黑暗。其中有些文字非常卑鄙无耻，充满了报复心理。我自己读起来都觉得琐碎、唠唠叨叨的。听起来，我就像一个受了委屈噘着嘴的小姑娘。可是，我已经是个 33 岁的女人了。哦，老天啊，我到底出了什么问题啊？

由于当时我还不明白原因，因此我还是写下了那些文字。我试着不去评判或修改，而只是写下来，我相信写下的东西要比我更清楚它想要什么。先写下来，然后再修改，这不是一件容易做到的事。无数次我都想放弃了。但是，我仍然保留了空间，让那些内心需要表达出来的词语出现在纸上。

直到后来，我才明白为什么这么做对我是有帮助的。

什么是时间不能治愈的呢

你肯定听说过一句老话，时间可以治愈一切创伤，但这绝对不是完全正确的。时间不仅不能治愈所有的创伤，而且时间有办法将我们曾经用来保护自我的行为模式和习惯固定下来（比如撒谎、酗酒、赶走任何想接近我们的亲朋好友），但是现在这些行为模式和习惯都带来了痛苦和自我毁灭的恶果。这些行为模式和习惯可能在某个时刻保护和拯救过我们，但后来又都成了让我们与内心的自我分离的东西。

你可能马上会想到你生活中就有这样一个人，他有这样的行为模式，随着时间的推移其行为模式得到固化，这对他的生活是有害无益的。也许，那个人就是你自己。

为什么一个被酗酒毁掉了生活、家庭和身体的人，会继续拿起酒瓶呢？为什么一个女人从一段被控制、轻视甚至被殴打的糟糕婚姻中挣脱出来后，还会再回去呢？为什么一个被诊断出肺癌的人还会继续抽烟呢？

我们是不怕痛苦的人吗？还是我们过去的伤口看上去已经“愈合”了而实际上根本没有愈合呢？它们是否已经固化成一种防御机制，使我们不再感到痛苦，但最终却偷走了我们的精神和情感的健康呢？

为什么我们要制订计划，或者声称要改变我们的生活，却没有去行动呢？为什么我们有美好的梦想和计划，却没有去实现它们呢？答案是多方面的，也许在本书中无法一一解答。但是，我想指出的是，所有这些问题的首要答案就是，时间并不能治愈所有的创伤。如果没有经过深思熟虑并采取意志坚定的行动，有时甚至还要得到训练有素的人的帮助，我们生活中的这些行为模式就不会发生改变。事实上，它们还会越来越根深蒂固，越来越有害。

乔·迪斯彭扎博士在他所著的《打破做自己的习惯》一书中这样写道：

> 如果你多年来一直沉溺于消极的感觉，而且这些感觉已经成了一种自动的存在状态，那么我们可以说你的潜意识是不开心的，对吗？你的身体已经被调节成消极状态；你的身体比你的意识更清楚你快不快乐。你知道你本来就是消极的，你甚至不用考虑如何去消极地对待事物。你的意识是如何在潜意识中控制这种态度的呢？

在这个问题上，乔·迪斯彭扎博士写道：

> 我想进一步澄清的是，积极的思考本身是行不通的。许多所谓积极的思考者在他们生活的大部分时间中都是消极的，只是当下他们正试图积极地去思考问题。他们处于一种极端化的状态，他们试图以一种方式来思考，以覆盖他们内心的感觉……当大脑和身体对立时，变化将永远不会发生。

在这里，他说的是，如果你对世界、对自己、对你的人际关系或对你面临的挑战感觉消极，很可能就是因为这种消极状态已经被你的身体和大脑记住了。不仅如此，积极的思考甚至还不会触及记忆的状态。积极思考无济于事，因为时间（即使是非常乐观的人）并不能治愈所有的创伤。

如果时间不能治愈所有的创伤，那么我们能拿什么来治愈它们呢？我的答案是靠自我意识。认真的反思和了解我们的行为与身体是改变它们的唯一方式。写作是一种绝对可靠的培养自我意识的方法。你不可能写了很长时间，却看不到自己出现在纸上。

佩内贝克博士说：

> 令人惊讶的是，我们常常对自己的需求、动机和冲突一无所知。当失去控制、感到焦虑或心烦意乱时，我们自然而然就会改变自己的思维方式。虽然低层次的思考可以减轻我们的痛苦，但也可以弱化我们的思维，以致我们看不到事情的本质。如此一来，我们就可以自我建构一种悖论，其核心特征是：如果我们自然而然地逃避，不承认某些事情是错误的，那么我们怎么可能去深入了解它呢？又怎么可能解决这个问题或改变我们的生活呢？

佩内贝克博士在这里提出的问题对我们来说非常重要：如果我们不知道如何去改变，为什么要改变，甚至不知道我们需要改变什么，那么我们又怎能期望发生改变呢？只有深入了解自己的创伤，我们才能治愈创伤。

写作可以帮助我们开始了解自我创伤。

在我写书的时候，我在海滩上发生的事情与那些一直相信我的故事及写作过程的成百上千的作家和“非真正的”作家身上发生的事情是一样的：我们正在培养自我意识。我们开始看得更清楚了。我们站在自己的故事之外，站在我们的环境之外，从一个全新的角度来看待它们。

最重要的是，自我意识是改变的开始。事实上，在改变自我意识的治疗模式中，开始前的准备步骤被称为预观。在预观阶段需要改变的人甚至还没有意识到问题。在这个阶段中，一个吸毒者不会承认自己是瘾君子；一个遭受家暴的女人会发誓说身上的瘀伤是自己不小心摔下楼梯造成的；你看着体重秤上多出的 10 磅[①] 会发誓说这是你衣服的重量。

有时候，我们宁愿假装体重秤坏了，也不愿承认我们所处的位置并非我们想要的位置。这是冥想之前的预观阶段。

预观之后的阶段是可以预见的阶段，那就是冥想。字典上对“冥想”的定义是“长时间仔细观察和体会某物的行为”。

是的，这里的关键词是“长时间”。我希望你们在此后的学习中牢牢记住这一点。

自我意识的伟大之处在于它能引导我们进入改变过程。在冥想阶段，自我意识能够回到和进入我们的痛苦创伤中，和创伤坐在一起并长时间地关注它——是的，这需要很长一段时间。这不是权宜之计，也不是用来稳定情绪的药物或什么灵丹妙药。在这一过程中的某个阶段，我们会认为根本就不应该感到任何痛苦，所以我们学会了自我麻痹。但是，痛苦本身并不是坏事，痛苦只会告诉我们哪里出了问题。

如果你带着痛苦回去坐着，别的什么也不做，那你会是什么感觉呢？去重温痛苦又是什么感觉呢？对我来说，这就像独自在海滩边度过八天，讲述我结婚又离婚的故事。对你来说，它可能看起来不一样，但我希望你考虑一下写作在这里是如何发挥作用的。

---

① 1 磅 ≈ 453.59 克。——译者注

相关研究很清楚地表明：写作可以帮助我们管理负面情绪状态，处理我们生活中的问题，甚至可以治愈我们的创伤。我认为，写作能做到这一点的原因之一是，它邀请我们，甚至要求我们，在很长一段时间里，用一种全新的方式来看待我们的痛苦。它要求我们去思考自身的创伤和问题。

坐着忍受痛苦的过程正是写作能够治愈你的创伤的原因，也是你极力去回避写作的原因。你现在正处在一个十字路口。你需要做出一个选择：是继续保持在舒适区却困在旧的困境中不能自拔，还是走出舒适区来实现人生的突破。

对我们许多人，包括我自己来说，坐下来写下我们面临的痛苦将是我们第一次近距离地观察它。即使我们经历过痛苦，我们也没有真正地去了解过它。我们无法同时承受生存和思考的考验，所以我们通过假装创伤没有发生过来进行自我麻痹。其实，我们可以通过谈论我们身体的感觉，通过打破我之前提到的行为习惯和应对机制，通过写作来获得相反的结果。

有一句谚语是："如果它看起来像巧克力，尝起来也像巧克力，那它就是一块巧克力。"也就是说，我们必须停止欺骗自己，要认识到事情并非我们所知道的那样。我们必须停止故意忽视某一情况，停止自我麻痹，停止拒绝承认我们希望有所改变。

拥有"积极的态度"可能是好的，但是积极的态度是虚假的就不可以。还记得乔·迪斯彭扎博士说过的话吗？你不能用积极态度来掩盖消极态度，并希望它有所帮助。当你妹妹患上了癌症，你不能假装她没有生病，指望她能好起来。如果你的朋友有酗酒的恶习，忽视它并不会让它就此消失。如果你的生活中有一种行为模式一遍又一遍地发生，你就不能用“积极的态度”来摆脱它。你必须面对现实；你必须面对你自己的感受；你必须抛开伪装，充分理解让你来到这里的想法，并确定能让你走出来的想法。

你必须正视现状，诚实地看待现实，并且长时间地观察与了解它。写作可以帮助你做到这一切。

但是，前提是你要有勇气坚持下去。

小小的“希望之草”

在我和马特结婚前的几个月，我们雇用了一些园艺师在我们家后院种下了草籽。我在俄勒冈州长大，但是现在我住在加利福尼亚州，我发现如果你不及时给院子里的草坪浇水（比如说，因为你在干旱的时候关掉洒水器来节约用水），草坪就会干死。由于马特和我准备在后院举办我们的婚礼晚宴，因此我们想让草坪看起来格外茂盛一些。

马特知道婚礼已经步入倒计时，马上给园艺师打了电话。他清理掉剩下的几块勉强存活的草坪，翻耕土壤，施肥，然后播下草籽。在这一切完成之后，马特和我看着这片曾经令人伤感的草坪，突然意识到，现在整个事情看起来更糟了，因为新播种的草坪闻起来就像一堆粪肥。要知道，离婚礼只有 30 天了，我们看了看院子，又互相对视了一下。

我们是不是犯了一个严重的错误呢？园艺师向我们保证，在我们举办婚礼晚宴的那天，草坪会长得十分茂盛。我们向他重复说了三次日期，甚至在他解释如何操作洒水器时打断了他。我们每次都用不同的方式说，只是为了确保他能理解我们的心情。我们无法相信在 30 天内，能够在这堆闻上去像粪肥一样的草坪上体面地举办一场婚礼晚宴。

接下来，我们每天都像老鹰寻找猎物一样睁大眼睛，密切地关注着后院。每天早上我们一醒来，就走到后屋厨房的窗户前，坐在咖啡桌边，拉开窗帘，偷偷地看草苗儿是否长出来了。日复一日。一个星期过去了，草一点儿也没有长出来：然后，又过了一周，草坪还是毫无动静！我们开始制订应急计划了。

但是，就在两周之后的一天早上，马特醒来去煮咖啡。他像往常一样拉开窗帘。就在这时，我在卧室里听到他大喊。

“宝贝！快来看啊！”

我跌跌撞撞地跑进厨房。马特已经光着脚在后院盯着我们想象中的草坪了。我跟着他，手里端着温暖的咖啡杯，跪在阳台上。果然，成千上万的小草正得意扬扬地冒出了头。

在我们等待小草从地底下冒出来，长成我们期待的样子的过程中，头两个星期非常漫长，我们甚至已经接受了小草长不出来的可能性。看到了吗？我们有多依赖自己的感觉啊。我们迫切地要知道事情的真相，我们想马上就看到它。

一旦这些小草的嫩芽冒出头来，小草就生长得很快。也许还是以同样的速度生长，但是现在可以看到它，我们就觉得它似乎长得更快了。不管怎样，似乎每一天，当我们醒来拉开窗帘时，都能看到更多的小草，它们长得更厚、更高、更饱满了。最后，在婚礼前一周，园艺师不得不回来割了一次草。你想小草长得多么茂盛啊。

写作到底需要多长时间呢

一些作家和那些仍然发誓自己不是作家的人总是想知道这需要多长时间，我必须给他们一个诚实的答案：我无法确定，很可能需要很长的时间。

最终，我还是完成了自己的回忆录，讲述了一个如何摆脱一段糟糕婚姻的故事。这本书的名字叫《坚不可摧：让你破碎的心成为爱与改变的力量》（*Indestructible：leveraging Your Broken Bleart to Become a Force of Love and Change in the World*）。我经常在不同场合提到我是如何在 10 天内写完这本书的，并以此来表明一本书是如何按照我们想要的速度写成的，同时也表明了写作大纲如何解放你的大脑，让你写得更快。

但是有一点很重要，那就是这 10 天里我在海滩边小木屋里写下的 6 万字，和我最后写到书里的 5.5 万字是完全不一样的。我必须实践我所倡导的写作方法：先写下来，然后再修改。

事实上，那份初稿在我的电脑里存放了 12 个月之后，我才再次打开它，进行修改。这需要时间，就像冲泡一杯好咖啡，或制作一块好奶酪，或等待刚播下去的草籽长出来一样。你不能催它们。在我准备好与别人分享这些小草嫩芽之前，我需要等待时间把它们催生出来。几个月后，当我最终打开存储在笔记本电脑里的文件时，我又花了大约一个月的时间进行修改。

你想知道哪些是可以预测和改变生活的事情吗？12个月后，我带着全新的视角回到了自己的故事中。随着时间的推移，自我意识就会多一点，我怎么可能看不出我现在的婚姻故事与我之前生活在心理创伤阴影下的有所不同呢？

我称之为生活的改变，因为它确实如此。我没有花整天的时间来思考我写下的文字。事实上，当这些话存储在我的笔记本电脑里的时候，我不清楚自己有多少次想说这些话。如果一定要我说个次数，那么可能有好几次吧。这并不是说我总是在思考我的故事应该包含哪些主题，或者如何让我内心的叙述者的声音变得更清晰。

你想知道是什么把我又逼回到了那份文档面前吗？我遇到了一个善良、忠诚的男人，他也是我最好的朋友。我感觉到事情有点不对劲了。突然间，我开始想修改那份文档了。于是，我拿出我的笔记本电脑，打开那份文档。突然之间，曾经令我感到困惑的事情变得清晰起来。故事的细节没有变，但故事的框架没变，是我讲故事的方式变了。故事的真相从未改变，但是我的感受和想法改变了。我们讲故事的方式很重要，尤其是我们给自己讲故事的方式。这次我注意到了不同的细节。我内心叙述者的声音充满了力量。随着我的故事的改变，我的生活也随之改变了。

这个方法不仅适用于我，也适用于其他人。我们的经验经过了科学的研究论证和支持。自我意识改变了一些事情，其带来的进步不仅涉及纪律、努力、意志力、效率或生产力，还有对自己的温柔、关注、沉思，以及长时间观察体会一件事物的能力。

当我们一起踏上这段旅程时，我觉得我有责任提醒你，那种你希望在你的生活中看到的改变——那种我在自己的生活中看到的改变，将会花费一段相当长的时间。其实，也不能说是太长——你将在短短 4 天内看到事情的进展，但是这仍然会让人感到太长，因为我们生活在一个可以在 60 分钟内获得任何我们想要的东西的世界里，就算是特别珍贵的东西也可以唾手可得。

前几天，在我居住的帕萨迪纳的一个街角，有个人拦住我说，他可以在不到 10 分钟的时间里，就我选择的任何题目，为我定制一首诗歌。就在一个小时前，我只需点击手机上的一个按钮，就可以在大约 35 分钟内在家门口收到各种鲜榨果汁。要知道，这可是在洛杉矶的早高峰时段啊。

因此，我们必须提醒自己，在进入一个微妙且有时会感到相当缓慢的过程之前，并非生活中的所有事情都可以通过点击智能手机上的按钮来解决。心理和情感的治疗也不能通过亚马逊的 Prime 服务快递到家。其实生活中最美好的东西都是慢慢成长起来的：婚姻、孩子、事业、后院的橡树，还有你的写作实践。让我们把它想象成一个果园，现在就开始吧，这样过上几个月就有美味的果子吃了。

我要不断提醒你的原因是，当你不可避免地觉得这段时间太长时，你就会想起这句话，从而不会中途放弃。你总是希望马上就能看到好戏上演。你可能会犯的最糟糕的错误就是：花了几天或几周的时间去做一件事，结果担心自己没有取得任何进展，然后又决定去做一些更有效率的事情。我的经验告诉我，这个选择会让你后悔的。

对于人类的创造力，我们一直很纠结，原因在于，我们所处的文化氛围倾向于强调生产力和效率。我们想看到我们为做某事而付出的每一分钟都有可衡量的回报。遗憾的是，这种衡量标准与人类精神及其活动方式相矛盾。通向人类精神最“快捷”的道路是艺术、舞蹈、音乐、写作、瑜伽、冥想。如果没有徘徊不前、钻死胡同、遇到失败和大量感觉像在浪费时间的事情，就无法达到人类精神的最高境界。

有一天，我和一位很有潜力的作家交谈，他告诉我，他之所以给我打电话，是因为出版商一直联系他，催促他是时候写作了。他拥有一个公共媒体平台，出版商也从中看到了机会，知道他能把书卖出去。他向我保证，他对自己的写作能力没有任何不切实际的“幻想”，他也不是一个“真正的作家”，而且他工作很忙，根本就没有时间写作。他告诉我，如果他要写一本书，他需要很多帮助，而且还要得到很高的投资回报率。

我听后准备告诉他，我不会做他的写作教练，因为当你开始用“投资回报率”这样的词汇来谈论你的写作时，恐怕写作对你毫无益处。

我开始放松下来，对他说：“有些作者给我打电话，是因为有个故事始终困扰着他们，一直在心头挥之不去。现在，你听上去不是这样的……”

电话的另一端沉默了很久，我听到他的呼吸在加快，就在这时，我几乎可以断定他在哭泣。当他终于平静下来，再次开口说话时，他说了一些我早已见怪不怪的话。

他说：“你说的人就是我。我确实有一个故事要讲。讲的是我小时候的事……”

在我们生活的表面之下，我相信每个人心中都有一个渴望讲出来的故事。它在不断地叩敲我们的心，有时轻缓，有时急促。可是，我们总是想方设法忽略它——繁忙的工作日程、数不清的电子邮件和更新 Instagram。但是，它不会就这样离我们而去，它一直想被听到，它需要被倾听，它肩负着唤醒我们内心的使命。

人类的精神不像人类的大脑那样追求生产力和效率。人类的精神渴望思想的深度，而不是宽度。人类的精神无法给出关于投资回报率的计算公式。人类的精神世界与思想贡献、文化遗产、影响力和价值有关。人类的精神更关注奉献而不是索取。人类的精神想知道自己是谁，为什么会在这里。

你是不是经常要求自己的精神安静下来，这样你就可以去做一周中更重要的工作？许多人都这样做过，其实这是对我们自己极大的伤害。

写作不是一张彩票，也不是灵丹妙药。但是坐下来静静地面对一张白纸是一种被科学研究证明的有效工具，正是因为我们很难做到，所以它可以让我们重新与自己的内心保持一致。你不可能写了很长时间而在文字中看不到真实的自己。你可以长时间回避它，但这不是长久之计。决定释放自我就像在纸上写下新的一天的故事那样简单（同时，也一样令人惧怕）。

11

像写情书一样写作

放松自己，给你爱的人写信会让你朝着爱的方向前进。

我的亲朋好友经常开玩笑说，我拥有一种特殊的天赋，能让别人在认识我的 10 分钟内告诉我他们内心深处隐藏的真相。就在不久前的一个晚上，我参加了一个聚会，问了大家一连串问题，其中一位女士向我讲述了她曾经经历过的一个阴暗的故事。

“我都不知道我为什么要告诉你这些，”她说，“你完全是个陌生人。”

佩内贝克说，写作之所以是一个人疗伤和成长的强大工具，一个重要的因素就是其公开性。秘密会杀死一个人。其实，保守秘密是一件很累的体力活。

“当我们试图保守秘密时，我们必须强力地抑制或控制自己的思想、感情或行为。对别人保守秘密意味着我们必须有意识地去约束和克制自己的思想、感情或行为。”

科学研究表明，我们大多数人都有自己的秘密，而且还有很多秘密。有一项研究显示，90% 的孩子在四岁时就会撒谎，而且从那以后，撒谎的情况会变得越来越糟糕。我们会在各种日常和不重要的事情上撒谎，从早餐吃了什么到是否看过某部流行电影。我们撒谎是为了让自己看起来更体面，是为了显得“合群”。每一天，平均每个人都要保守大约13个秘密，其中5个被认为是“天大的”秘密。他们害怕别人发现事情的真相。

但是，撒谎并不都是我们认为的那种善意的行为。让我们忘掉诚实是一种美德吧，把注意力放在说谎和保守秘密对我们的身体、情感和心理健康会有长期影响这一事实上。我们越少用语言来描述发生在我们身上的情感事件，这种情感经历就越可能对我们的生活产生负面影响。实际上，抑制想要表达的东西会极大地损害我们的身心健康。

说谎和保守秘密也会影响我们的认知能力。当你在保守秘密时，你的大脑运作状态就会出问题。你会因此丢东西，忘记事情，很容易迷路，而且通常很难倾听和处理外部信息。也许，这就是为什么从统计数据上看，受过心理创伤的学生往往表现不好，成绩也比较差。

还有一些研究表明，保守秘密需要消耗体力，让我们感到疲劳。一位研究人员推测其中的原因是：“保守秘密让我们感到孤独和悲伤，这是对我们的精力和表现产生负面影响的主要原因之一。它们虽然会让我们感到害怕、敌意和内疚，但是悲伤和孤独会让我们更累。”

好吧，保守秘密不仅让我们感到疲惫，还让我们感到孤独、悲伤、敌意和内疚。这就是为什么公开真相对我们有益。佩内贝克写道：“当我们深刻地表达个人的经历时，大脑的激活程度、皮肤电导水平和明显的身体行为都与自我释放的过程相关，而且会立即发生变化。”

但是，千万要谨记，在错误的时间向错误的人透露真相，可能会有危险。

想象一下，一个女人告诉她有家暴倾向的丈夫自己一直对他不忠，她的丈夫会如何反应。一个女儿告诉她的母亲，她的父亲从她还是个婴孩起就一直猥亵她。如果她的妈妈证实了她的说法，并把她的女儿带到安全的地方，那么公开真相对她是有帮助的。否则，那就可能是一场悲剧。

想一想我们现在对“诚实”和“说实话”的态度。把你最敏感的秘密告诉你的 Instagram 粉丝会有帮助吗？在你做好心理准备之前，它会让你受到破坏性的网络暴力和无效的反馈吗？在很大程度上，这要取决于你的运气。

所以，如果保守秘密会害死人，而公开真相又会很危险，那么我们该怎么办呢？我们可以使用表达性写作这一工具。

当我们写下一个对自己来说很痛苦的经历时，我们通常会把它翻译成文字。无论你是在处理多年前的心理创伤，还是在消化当下正在经历的痛苦，写作都是一种能够揭示并将这些事件转化为文字的方式，这样它们就不会对你产生长期的负面影响。

当我们在生活中找不到一个安全的地方可以让我们公开一个事件的真相，或者当我们不确定一个人或一个地方是否安全的时候，写作是一个不可思议的工具，它给了我们文字带来的自由。写作可以帮助我们打破故事对我们的控制。

也许，你有一个秘密要告诉别人，但却无处倾诉。也许，写作是你分享秘密的安全场所。

不用“演示”你的作品

你还记得高中数学课上最烦人的事情吗？那就是老师要求你上台演算数学题。老师会说“演算一下你的结果”。他的意思是要你展示演算过程的步骤。这样，如果你答错了，老师就能知道你的问题出在哪里。如果你答对了，老师也可以知道你不是抄了书后面的答案。

关于写作过程，我要告诉你的是：你永远不需要展示你的写作过程。对我来说，这就是为什么写作是一种独特的处理和治疗心理创伤的方式。文字中有一种特有的隐私感。当你用一个词来描写自己复杂的经历时，你可以尝试先用一个词，如果不满意，就把它划掉，再换一个新词。你永远不必担心因为用错了词而把别人引入歧途。没有人会看到那些被你划掉的词，因为我们写的大部分文字最后都被扔进了垃圾桶。

如果你在处理这些事情时，向朋友倾诉了，那你将不得不面对和处理别人的判断、批评甚至是社会孤立可能带来的影响，因为这不是写作，你说出来就没有回头路了。在空白页上，你有充分的权利来测试一个想法或主意，如果觉得不满意就删除它。

许多人没有一个安全、稳定或私密的地方来分享他们真正关注的事情。如果你真的拥有这样一个地方，那你绝对是个幸运儿。如果你没有，我也有一个好消息告诉你：你可以在自己的内心中创造出这个地方。这并非易事，也不是一蹴而就的。但是有可能做到，写作会帮你做到。

写作怎样才能成为一个让你觉得可以安全地表达自己的感情和

想法的方式呢？怎样才能营造一个让自己感到自由的内心环境呢？你能对周围的物理空间做些什么呢？写完后你能把它烧掉吗？如果你写了几页纸，却从来没有回头再去看过，那么这会让你感到安全吗？

看看你能不能找到一个办法让你的内心成为自己生活中最安全的地方。接下来，我敢打赌你会发现你周围的世界也开始变得更安全了。

像写情书一样写作

为了保持你的写作动力，防止你陷入写作困境，我要教给你一个写作技巧，我甚至会把这个写作技巧教给那些想要出版自己作品的作家们。这个技巧就是：像写情书一样写作。

像写情书一样写作就是要把你的视线从人群中移开，聚焦在一个真实的人身上，这个人就是你想象中将会收到你的作品的人。给一个特定的人写信能解决两个问题：（1）它解决了你的写作毫无进展的问题；（2）它可以用一种方式让我们离开自己所处的“舞台”，进入那个安全、稳定、私密的环境。你可能认为自己不是站在“舞台”上的那种人，但是在某种意义上，你需要以某种方式来表演自己的真实角色。

作为父母，你扮演的是慈爱、可靠、安全的角色。作为配偶，你扮演的是体贴、乐观、忠诚的角色。作为员工，你扮演的是高效、合作的角色。现在，我并不是说这些角色对你来说不是真实的。我只是想说，有时候离开“舞台”一分钟，说些诚实但不符合这些角色的话也是一件有益的事。

比如说，在给老板写一篇虚构的工作日报时，写作者可能会毫不介意地承认他们实际上对自己的工作很不满意，或者他们的同事是个大麻烦。至于如何处理向老板透露的这些信息，他们可以稍后再做决定，但是这对他们表达真实感受是有帮助的。

有一位作者以为她已经不爱她的丈夫了，却在一封给她丈夫的虚构的信中承认，她比以往任何时候都更爱他。事实上，她发现自己告诉他，她最近感觉到了他的疏远，她害怕失去他。她的情感疏离实际上是一种防御机制。这对她来说是一个启示，因为她给了自己的写作一个对象。这就是像写情书一样写作的力量。

这个工具可以把你带到一个可以说出真相的地方，并以一种充满爱的、关注当下的、发自内心的方式说出真相。

也许你的下一封信是写给你的配偶的，也许是给你儿子的，也许是给你妈妈的，也许是给那天你在街上遇到的某个男人的，不知什么原因他引起了你的注意，也许是写给你已过世的爱人的。关键在于，你要从我们生活中经常站的“舞台”上走下来，放松自己，像给我们深爱的人写一封情书一样把自己的情感和想法写出来。

以前你总觉得不知道该如何说出心里话，现在你知道怎么去做了吧。以前你似乎不确定哪些细节应该包括进去，哪些细节应该省略，现在你终于找到了事情的焦点。以前你总觉得缺乏写作的动力，现在也许你找到了一点灵感的火花。

“爱”是一个含义丰富的词。给你爱的人写信会让你朝着爱的方向前进。对自己的爱、对他人的爱、对世界的爱，无论你选择哪种爱，爱都会是推动你前进的动力。爱也将是你写作的动力。当你陷入写作的困境中时，你就会想起来去寻找爱。

当你这么做的时候，奇迹就会发生。你的文字会突然变得更加丰富优美。在写作中，你可以使用更多更好的素材。你不会再陷入写作的困境中。你会发现自己的生活中有许多美好的、丰富多彩的写作素材。

12

你比你想象的更强大

你写在纸上的文字会改变你人生故事的结局。

The Power of Writing It Down

A Simple Habit to Unlock Your Brain and Reimagine Your Life

每当我帮助一位新作者写他们的个人故事时，我都会期待这一刻的到来。一般来说，这个时间点会发生在整个写作过程的四分之三处，而且它是可以预测的，以至于我几乎可以知道它何时会发生。可是，他们读着自己的故事，却以为结局还没有发生。

当然，你可能会认为结局还没有发生。我们依然活着。但是，当你在写生活中的小故事（失业、离婚、生孩子）时，想想有多少次我们写出这个故事时就已经在脑海里“写”出了故事的结局。

有人在经历一次分手后就决定此生不再谈情说爱了；有人因为一个糟糕的决定而永远毁掉了自己的事业；还有人选择不生孩子，因为他们认为自己还没有到35岁。对以上这些决定，你会感到震惊（或者也可能一点也不震惊）。我们有一种毫无益处的、也是完全正常的倾向，就是在故事真正结束之前就将它“结束”了。

也许这是因为我们不喜欢在问题和答案之间徘徊不前。神秘感太让人煎熬了。

还记得我在前文中提到的关于正在全球迅速传播的新型冠状病毒的事吗？这种病毒肆虐全球：很多大城市被封了，无数商家关门了，有的患者面临着死亡。这场灾难将如何结束还有待观察。全世界都在期待着疫情早日结束。这种不确定性让我们感到震惊。

我有时候想在这场全球大流行病暴发之前就“写下了它的结局”。我在其他人身上也看到了这种倾向。我们会说“一切都会好的”，或者“两百万人将会失去生命”。实际上，这是真的吗？你是怎么知道的呢？有人认为，我们永远都不会从疫情中恢复过来了，还有一些人认为这一切都将很快“结束”。每一种说法都是为了解决问题而进行的一次绝望尝试。事实上，我们谁都不知道结局如何。这种“未知”的状况是最难处理的。

在这一章中，我希望你们记住，当我们讨论自己故事的结局时，它既包括广义上生命的“结局”，也包括我们生活中小故事的结局。你们可以想一想自己婚姻故事的结局、工作故事的结局，或者你正在经历的一个生活阶段的结局：抚养小孩、完成学业，或者一段单身时光。我想让你记住，你无法在故事结束之前完成这个结局。事实上，如果你愿意待在你所处的故事中，并且将它写下来，你就能参与“编写”故事的结局。

也许你现在正处于一个令人困惑的故事中，也许你想知道你爱人的健康和安全状况，也许你想知道你的小公司能否生存下去。坐着等待是一件非常痛苦的事。当我们处于这种“未知”状态的时候，留在故事里是很痛苦的。

但是，当我们置身其中时，我们会写下自己的故事，因为这有助于我们将其看得更清楚。当我们像作者写回忆录那样写故事时，它既能帮助我们看清自己现在在故事中所处的位置，又能帮助我们拓展关于故事结局的思路，还能帮助我们朝着我们最想去的方向前进。

故事该如何结束

有人认为故事需要一个完美的“大团圆”结局，这是一个非常可怕的错误，它会阻碍你通过写下故事的方法来结束自己的故事。故事的结局从来就不会完美，以至于当它到来的时候，我们通常都不会相信。想一想上次你看完一部平淡的电影大喊无聊的情形，因为电影的结局对你来说太老套了。电影中，主角的所有问题可能都集中在一个高潮场景里了。

这就是所谓的“偷懒讲故事”。这就是为什么你不愿意提前思考你现在生活中的故事的结局。你的大脑会正确地提醒你，生活不是一部电影。你的大脑是正确的：生活的确不是一部电影！但是，如果最好的结局都体现在细处，就像你的日常生活一样平凡呢？

当你读到最喜爱的一部小说的结局时，你会发现实际上故事的结局通常是相当平凡和细微的。以《纽约时报》评选的 J.D. 万斯（J.D.Vance）的畅销书《乡巴佬的挽歌》(*Hillbily Elegy*) 的结局为例。这本回忆录描述了作者作为一名白人工人在成长过程中如何通过艰苦奋斗，超越自己的成长环境，创造出富有意义的生活。结尾一章的最后一段写道：

> 我起床去喝了一杯冷水，当我回来的时候，卡斯帕正盯着我，它想知道这个人在这么奇怪的时间还醒着做什么。当时是凌晨两点钟，大概和我 20 年前第一次从那个可怕的梦境中醒来的时间差不多。没有妈妈来安慰我。但是我的两条狗躺在地板

上，我一生的挚爱躺在床上。明天我会去上班，带狗去公园，和乌莎一起买点吃的东西，做一顿丰盛的晚餐。这就是我想要的一切。于是，我拍了拍卡斯帕的头，继续睡觉了。

还有什么比这更能描述现实生活的简单和紧张感呢？我们所爱的人并不总是在那里安慰我们。但是，即使没有他们，我们也有足够的钱。我们有简单的快乐：宠物、床、食物、爱人和晚餐。

芭芭拉·金索沃（Barbara Kingsolver）的《毒木圣经》（*the Poisonwood Bible*）又是怎么结尾的呢？这本书讲述了20世纪50年代一个福音派传教士家庭到非洲传福音的悲剧故事。故事中的父亲是一个复杂的人物—— 一个极端虔诚的浸信会牧师，他带着妻子和女儿们周游世界，把福音带给非洲那些“未开化的”灵魂。在整个故事中，人们越来越清楚地看到他的使命一直以来是如何被误导的。整个混乱的场面是通过这个男人的妻子和五个女儿的视角来讲述的。

这本书的最后一段是露丝·梅（Ruth May）讲述自己的心声，她死于父亲的草率决定。她说出了这样的宽恕之言：

> 我倒确实是那样念及他的。我们是创伤与侵犯的平衡。他是我的父亲，我拥有他的一半基因，以及他的全部历史。要相信这一点：错误乃是故事的一部分。我就是这样一个男人生出来的，他坚信自己不讲其他，只讲真理，而他每时每刻写下的，是一部毒木圣经。

“这些错误只是故事的一部分。”把复杂、美丽、令人同情的和悲惨的故事写在纸上的确需要非凡的智慧。这并不是一个老套的、如同陈词滥调的结局。这是一位著名作家的作品，她想努力解开历史的结，这样她就可以更好地去理解历史了。我们很高兴看到她确实做到了。

谈谈叙述者的声音。

最后，让我们再来看看我这段充满挑战的故事的结局：我结束了一段饱受家庭暴力的婚姻，从零开始生活。在这个故事中，到结局的时候，我已经失去了一切，包括我的家、我的狗、我的婚姻、我的生意。甚至，在某种程度上，我还失去了成长过程中形成的信仰。我在一位兼职瑜伽教练朋友萨拉的指导下度过了这段危险的人生旅程。不知何故，在她的指导和我自己的参与下，我找到了最美好的希望：

> 当我站在海边，用各种方式做运动时，我开始觉得不管接下来会发生什么，一切都会好起来。我做得越多——瑜伽、深呼吸、站在那里自由自在地面朝大海，我就越能感觉到它。我很确定那就是幸福。

我咯咯笑了，萨拉也笑了。

我不确定这是真的，但我觉得当我在她面前跳舞时，大海在为我歌唱。嘘，嘘，大海一直在低语。我觉得自己很强大，也很渺小。我感觉这就像一个奇迹。

我花了很长时间才弄清楚我到底是谁。

当我第一次开始分享自己的故事时，我找了一些在写作过程中支持我的人，其中一个编辑的反馈让我大吃一惊。这位编辑说：“如果这篇故事的结局再改一下就好了。”我把这句话的意思理解为，如果故事以一个在我生活中给我造成那么多伤害的男人的道歉作为结尾，或者以找一个新的男人来解决我单身一人、一切不得不重新开始的“问题”为结尾，那将会更好。

一开始我想，是的，当然，如果故事有个这样的结局不是很好吗？但是，后来我意识到，实际上，我已经以我想要的方式写完了我的故事。我已经按照我想要的方式写出了结局。故事的结局是关于我自己的——不是去找一个新丈夫或一个更好的男朋友。

有人认为故事必须有个“大团圆”的完美结局才能结束。这种想法不仅是不真实的，而且经常会阻止我们找到更深刻、更好的结局。虽然我们故事的事实无法改变，但是我们对故事的想法和感受却可以改变。通常，这已经足够了。也许我们正在寻求的大结局要比我们想象的更接近。

无论你现在想在生活中结束什么样的故事—— 一个关于你来到这个星球上的终极目标的故事，一个你的爱人生病后发生的故事，或者一个你什么时候会最终遇见心仪的另一半并结婚的故事，都不要忘记下面这些你已经学到的且经过事实检验的道理。

- 你是自己故事里的主角。结局将是关于你自己的，而不是其他人的。
- 你内心叙述者的声音知道一切问题，它比任何人都更了解你。
- 虽然我们故事中的外部问题并不总是能得到完美的解决，但内部问题可以而且确实得到了解决。

是的，当一个故事决定如何发展以及何时结束时，我们通常会为此等待很长一段时间。等待可能是痛苦和可怕的。太多的因素都不是我们所能控制的。但是，写作总会告诉我们如何去解决这些问题：难处就是运用我们的思想和感觉。写作总是会让我们回到我们所知道的真实的事情，那就是事实。写作会提醒我们这个故事的真正内容，那就是我们生活的改变。当我们思考自己如何参与到结局中时，一个微妙、美丽、深刻和真实的结局最终就会到来。

朝着目标生活

梅洛迪·迈尔斯是一个美丽的年轻女性，她来找我是想要我帮助她重整自己的生活，她认为写作可能是一种好的方法。梅洛迪不是你们想象中的那种生活破碎不堪到“需要收拾自己生活碎片”的人，因为多年来，她作为比尔及梅琳达·盖茨基金会的工作人员/项目官员/全球专家，一直将自己的生活和他人的生活结合在一起。

当梅洛迪在为世界上最富有的夫妇工作的时候，她的母亲得了重病，她的丈夫提出离婚，无论梅洛迪如何去做，她都无法挽救个人生活的崩溃局面。所以，最终梅洛迪辞职了。

这时，梅洛迪出现在我面前。和我见过的其他作者一样，她告诉我，她到我这里来不是为了签一份大的出版合同，也不是为了卖一堆书，更不是为了出名，她只是想写下自己的故事，更好地理解自己的故事。我肯定了梅洛迪的决定，并告诉她我很高兴她能鼓起勇气来到这里。与我进行一对一写作训练是一项需要投入大量时间和精力的活动，所以我知道无论如何，她都会全身心地投入到这个过程中去。

和往常一样，我们开始了新的一天，梅洛迪给我讲了一些她的故事。我总是在倾听故事中的元素，我知道我们会在以后用到这些元素，所以我认真做了笔记。当她向我叙述过去12个月发生的事情时，我记下了一些重要的元素。

一方面，虽然梅洛迪认为自己是基督徒，但她说："我成为基督徒是因为我希望生活不会那么糟糕。显然我错了。"她说的另一件让我印象深刻的事情是她讲述的一些海外旅行故事的结尾。她目睹了世界上的一些悲剧和灾难，并和其他人一起站在救灾的第一线，想方设法为那些难民提供帮助。

当梅洛迪与我分享这些经历的细节时，她甚至没有下意识地把它们与自己生活中的悲剧和灾难联系起来，或者至少她没有明显地表露出来。在谈到世界上发生的灾难时，她说："我学到的是，如果不先感受痛苦，就无法治愈它。"对我来说，这句话就是她内心叙述者的声音。因此，我把它记下来了。

那天早上我们聊天时，我记下的另一些重要元素就是她问的一系列重大问题。请记住，问题是激发故事灵感和推动写作的动力，所以当梅洛迪说出这些问题时，我赶紧记了下来。

- 有没有可能同时感受到痛苦和快乐？
- 我的精神和肉体一定要生活在彼此的冲突之中吗？
- 我从痛苦中学到的能和我从权力、金钱和影响力中学到的一样多（或更多）吗？

她说的最后一件让我印象深刻的事情是她一直在寻求的改变。记住，故事的情节需要转换，所以如果你能清楚地知道你所寻求的改变，那么绘制故事情节的转换路径就会变得更加容易。梅洛迪清楚地告诉我她想从拯救世界转向拯救自己的灵魂。她相信做回自己和承担社会责任一样重要。

上面我提到的只是那天梅洛迪跟我谈话的一小部分内容，而且是经过她允许才发表的。梅洛迪的书（在我写本书的时候）还没有出版——我相信，只要她想出版，就肯定能出版。她没有一个庞大的公共媒体平台，她不是名人，不是贵宾，也不是 Instagram 上的网红。就像我们所有平常人一样，她拥有的是一口深深的思想之井。

现在，我知道了关于梅洛迪的三件事——她正在寻求的改变，推动改变的问题以及故事的发展方向，接着我们就可以开始规划她的书了。

在接下来的几个小时里，我们趴在我家客厅的地板上排列卡片。我帮助她把所有故事的事实、叙述者的声音和问题都准备好了。下午三点左右，在我们即将到达写作的最后阶段时，她情不自禁地退后一步，看了看摆在地板上的这些即将成为一本书的东西。

“这是我的书。”她笑着对我说。在她面前摆放着一排排卡片，每张卡片上都标着暂定的章节标题，有的卡片上写着“第 1 章”或“第 2 章”之类的标题。一共排了 12 行，分了许多章节，每行还有不同数量的卡片。

接下来发生的事情很重要。当梅洛迪低头看着她面前的笔记卡片——她的故事和生活经历以及从她嘴里说出的一些想法和感受时，她发现了一个问题。她意识到，除了最后一章外，这本书的每一章的卡片都有具体要写的内容。我们把最后一章命名为“你总是可以改变你的生活”，这是她那天早上说的话，我们一字不差地用过来了，这句话很好地表明了她希望做出的最终改变。但是，就目前而言，这一章的“内容”还是空的。也就是说，故事还没有结局。

我告诉梅洛迪，每当作者指出他们的书的最后一章还是空白的时候，我总是告诉他们，它之所以是空白的，是因为它还没有发生。是的，它还没有发生，因为你还在朝着结局前进。

梅洛迪接下来做的事情并没有让我感到吃惊。我们在一起进行写作训练的时候，她没有回去工作，甚至没有回家；相反，她决定在接下来一年左右的时间里独自环游世界，弄清楚她到底想要什么样的生活。为什么要这样做呢？因为在试图拯救世界之前，她需要找到一种拯救自己灵魂的方法，因为她想做回自我，因为她相信一切皆有可能。

最重要的是，梅洛迪知道她——也只有她，能够改变自己的生活。她发现自己的故事仍在被书写，而她——自己生活的叙述者，是唯一一个能指引故事走向何方的人。

我想让你从梅洛迪的勇敢行为中明白这一点。当你开始写下你自己生活的故事时，就算它完全改变了你的人生方向，也不要感到震惊。它还将改变你的人生故事的结局。当我们改变对生活中已经发生和正在发生的事情的看法时，我们的反应机制也会随之改变。这一点我已经在书中暗示过很多次了，但是还没有直接说出来：那就是你写在纸上的文字会改变你人生故事的结局。请相信，它们绝对可以做到。

改变可能不会在一夜之间发生，可能不会在你开始写作的四天后就发生，也可能不会立即产生积极的转变，就像魔法师一挥动魔法棒马上就会发生变化那样。有时候，必须先破后立。但是，若从内心叙述者的角度来看我们的故事，改变是不可避免的。这就是写作的力量。

对结局的剖析

任何故事在结局到来之前，都有一段混乱、困顿或凄惨悲凉的情节，这是各位故事讲述者惯用的技巧。比如，你喜欢看的一部体育题材的电影在结束前的关键时刻，你一直支持的球队获得了罚球权，可是他们全队最差的射手站在了罚球线上。

这种技巧的力量之所以强大，不仅因为它为读者或观众制造了悬念，还因为它真实地模拟了现实生活。通常来说，当一个故事看起来要完全崩溃的时候，我们却恰好站在一个“大团圆”结局的边缘，一个新的令人兴奋的结局即将开始。

也许，这正是一个我们看不到希望的时刻。我们所能看到的是，我们努力了好几个星期却一无所获。也许，我们能看到的只是一个隐喻：罚球时间在一分一秒地流逝，而全队最差的射手正准备罚球。

因为我这 10 年来一直靠听别人讲故事为生，所以我可以告诉你，这种奇特的现象是存在的，而且有显著的可预见性。也许你现在的生活就是这样的。也许你手中正拿着一张可怕的诊断报告，或者你失去了孩子，又或者你失去了工作，并承担着因此带来的经济压力。不管遇到了什么，你的前景都很黯淡。你在等待一个充满希望的“大团圆”结局。当作者们来和我一起描绘他们的个人故事时，他们几乎总是处于这种混乱的、束手无策的时刻。

写作是一种美丽而温柔的邀请，它尽量让你留在自己的故事里。你可以重新想象结局，在塑造结局的过程中充分发挥你的想象力。想象一下：你参与到这个结局当中去，会是一个什么样的情况。

对这些作者和你来说，最大的挑战在于：你能否在故事中停留足够长的时间，以完成故事的结局；或者因为问题和答案难有回旋余地，你在结局到来之前就“写”好了结局。你放弃自我了吗？你已经确定你的队友在投球前就会丢球吗？

如果你把你的人生想象成一个故事，也许你并没有失去一切，只是你正站在就要“失去一切”的关键时刻。该如何改变你看待它的方式呢？你是自己故事里唯一的英雄，你才是主角。只有你才能决定接下来会发生什么事情。

我知道，停留在一个看上去似乎永远无法结束的故事里是一件很痛苦的事情。我也知道，当你已经试遍了所有办法但都无功而返时的感觉。我还知道，你比你自己想象中的更强大。

不要放弃，先回家吧。我们就要完成这个故事了。

13

写作是另一个“消化系统”

文字工具无疑给我们的生活带来了

更多的美好、意义和乐趣。

The Power of Writing It Down

A Simple Habit to Unlock Your Brain and Reimagine Your Life

我有个客户叫萨拉，她找到我说她想写一本书。萨拉是我所认识的最富有的人之一，她告诉我她想写一本书，这样她就能为这个世界最终贡献一些有价值的东西了。我忍不住打断她说："贡献一些有价值的东西？"萨拉富有且慷慨——如果我们只说金钱，那么她比我想象的还要慷慨。我不得不问她："难道你不觉得自己已经在给这个世界增加价值了吗？"

"我希望能让每个人都体验到我拥有过的那种财富，"她说，"这很好。我很感恩，我喜欢分享。但钱终归只是钱。我真正想与这个世界分享的是真正的自我。"

写作生活的美好之处就在于它会一次又一次地把你拉回到纸上，提醒你自己是多么有价值，提醒你，无论你的银行账户里有钱还是没钱，你都可以为这个世界贡献一些东西。

我一直在思考我的朋友兼客户埃米几周前发来的一段视频。几年前，我和她想出了一个出书的主意。她的职业是演讲教练，专门教别人如何演讲，所以我认为她最好把她所知道的关于公众演讲的一切知识都写进一本书里。我们一起为这本书制定了写作大纲，她以自己的生活为背景开始慢慢地写。她想知道我们所有人对她的文字有什么看法。这些文字写下来会怎么样呢？这些文字值得花费时间和精力去写吗？

然后，不知何故，埃米和她的丈夫以及两个年幼的女儿做的一件小事意外引起了媒体的关注。俄勒冈州的小镇纽伯格（Newberg）发生了几起自杀悲剧。事后，埃米的家人做出了一个简单的回应，他们在居住的社区周围张贴了一些简单的鼓励性标语，标语上写着“生命可贵”和“不要放弃”等简单的文字。埃米开着车在社区附近转了一圈，并请朋友和邻居们也在他们的院墙上张贴这些标语。

许多年来，埃米一家所做的事情获得了意想不到的效果，这些简单的标语鼓舞了很多路人，帮助他们度过了艰难的离婚时期，帮助他们应对失业，甚至帮助一些人放弃了轻生的念头。亲戚朋友开始问埃米，她是否可以给他们打印一些相同的标语，他们张贴在自己的社区里。“不要放弃”运动就这样缓慢而坚定地传遍了全州、全美国，最终传遍了全世界。

2019 年 5 月的一天，这场运动引起了美国媒体的关注。埃米的电子邮箱突然收到了一封电子邮件。这封邮件发自纽约的一家出版社，他们问她是否考虑过为这场运动写一本书。她立即打电话告诉我这个消息。这时，我告诉她，在和出版商深入讨论出版计划之前，她可能应该考虑先找一个经纪人。我觉得去打听一下肯定能找得到。就在那天晚上，埃米又收到了一封来自纽约的经纪人的电子邮件。现在，来自俄勒冈州纽伯格镇的埃米正在写一本名为《希望的标语》（*Signs of Hope*）的书。

在我告诉你们这个故事的时候，我知道你们中的许多人根本就不想写或不想出版一本书。同时，你们中的一些人可能还会祈祷类似的事情发生在自己身上。但是，我知道埃米一开始并没有写书的打算，所以我告诉你们她的故事是为了提醒你，不管你是谁、你住在哪里、你做什么工作，你发出的声音都是很重要的。你的话语正在努力创造一个新世界，即使是几个简单的词，比如“不要放弃”。

今天早上，当我坐在这里，阳光透过半透明的玻璃轻轻地照射进来时，我想起了另一个朋友。她上周给我发了一条短信。这位朋友不打算出版任何东西。事实上，因为她大部分时间都生活在聚光灯下，所以这时她觉得保守秘密才是至关重要的。她为自己创造了一点隐私空间，一个她不必为任何人表演的神圣空间，一个她可以做回自己的空间。

我要她给自己写一封情书。当然，这听起来很俗气，但是我告诉她，这个世界上有很多人爱她胜过她爱自己。我想这对她来说是个很好的练习，可以让她知道不管别人多么爱她，如果她不爱自己，她仍然会感到空虚。于是，她就写了一封信，当我问她写得怎么样了时，她点点头，耸了耸肩。没有什么，就是一封信而已。

然后，就在上周，我收到了她的短信。她说，她醒来时感到有点沮丧，她觉得很难完成任何写作任务。她写不下去了，只是不停地浏览她已经写好的内容。就在这个时候，她终于看到了一封她写给自己的情书。这封情书末尾的一行小字引起了她的注意。这行字单独成一段，所以它看起来很难与信的其余部分联系起来，只是一个小小的附言。这句话是：“别忘了，你很美。”

当我们答应把自己的话写在纸上时，我们永远都不知道会发生什么。但是，有一种情况可能是这样的：我们内心的声音将一次又一次带着我们，从过去回到我们身边，不断地提醒我们自己是谁。

生活的新陈代谢

你现在可以用文字这个工具来消化和吸收发生在你身上的一切事情。想象一下，你不停地吃东西来获取能量，但是你的体内没有任何消化系统，你的身体不能很好地分解食物，或者不能从食物中获取你需要的营养，于是所有的食物会全部卡在你的体内。最终，你的身体会变成一个有毒的环境，原本对你的健康有益的食物会变成毒药。长此以往，你就会一直生病。

我们的消化系统不只是为了消化食物。事实上，有时候我们的胃也被称为“第二大脑”，因为它与我们身体的其他器官不同，可以在大脑的控制之外独立运行。我们的胃负责管理我们的直觉或“感官”本能。胃里面储存了一部分构成我们免疫系统的益生菌，这些益生菌可以抵御外来有害细菌侵入我们的身体。消化道是我们的第一道防线。对于我们的写作生活来说，还有什么比消化系统更好的比喻呢？

你如果不能通过反思好好消化发生在你身上的事情的“事实”，就无法更好地“代谢”你的生活，即使是有营养的食物也会变成有毒的物质。如果你以一种健康的方式“代谢”你的生活，你就能够应对和利用好那些令人心碎的悲惨事件。忘记我们的个人生活充满了令人心碎的事件的事实。我们生活在一个每天都会发生各种悲剧的世界里。这得感谢那些媒体，我们眼前才呈现出比以往任何时候都要多的悲剧场面：大规模枪击案、战争、政治分裂以及死亡和痛苦的画面。

我们该如何来消化这一切呢？你有没有感觉到它就在你的身体里，又毒又沉重呢？写作就是你可以用来消化这些事件的工具。

花一分钟好好想想，上一次你生活中的哪件事或哪条新闻让你烦恼不已。或许是和你的另一半吵架，或许是你在新闻上看到的新的恐怖事件，或许是电视剧中一个令人不安的场景……它让你倍感震惊，一直在你的脑海里挥之不去。今天早上，我还做了一个可怕的梦，醒来后，心里一直无法摆脱那种沉重感。

为什么你的大脑会不断地想起这些事情，即使你觉得它们不舒服或令人担忧？有没有可能是因为你的大脑在试图告诉你一些事情——你的反应中有一些值得做出深入探究的东西吗？写作是挖掘你的情感反应并找到其背后原因的好方法。

当你用文字写出你对事物的想法和感觉时，那些感觉就不会再对你产生影响了。它们无法再控制你了。当你的大脑无意识地试图解决一个你意识不到的问题时，你就再也不用浪费一整天时间在分心和低效的工作上了。你可以停下来，按照你的需要，写上 5 分钟、10 分钟，或者 20 分钟。你可以用文字来表达你的感受。知道了这个真相，你就会感到彻底的解脱。

康妮参加了一期“寻找你内心的声音”工作坊。她告诉大家，她和一个染上赌瘾的朋友度过了一段艰难的时光。这位朋友会在善与恶之间摇摆不定，她有时会清醒过来，发誓要改变自己。几天后，她又会回到赌场，照样赌博和酗酒。

更有戏剧性的是，在她喝醉的时候，她会对康妮凶狠无情。她会给康妮发恶意短信，有时还会拿起电话对康妮大吼大叫。她甚至来过康妮家一两次。康妮不想看到她朋友痛苦的样子，她告诉我们她愿意做任何事来帮助自己的朋友。但是她已经无计可施了，她所做的一切努力都没有用。

那天，在我们的写作提示训练中，她把自己与朋友的这种境况写了下来。20 分钟到了，我抬起头来，看见康妮坐在那里，泪流满面。她看上去很悲伤，但出奇地坚强。我问她是否愿意分享她的发现。她点点头。

“我意识到自己有多难过，”她说，“但不像你们想象的那样悲伤。当然，我为我的朋友感到难过。我希望她能好起来。但是，让我更难过的是，我已经容忍她对我施暴太多次了。因为就是我这样纵容她，她才这样对我的。我为什么要这样对自己呢？”

她意识到她对自己的伤害和她朋友对她的伤害一样多，甚至更多。正是这种意识使康妮从多年来一直缠着她的困境中解脱了出来。这是康妮取得的突破。这对她来说是一种难以置信的解脱，甚至是在她做出任何改变之前就得到了解脱。有时候，用文字来表达我们的感受也是一种解脱。

这番话也能帮助我们采取积极的行动来解决问题。在接下来的写作阶段，我让康妮给她的朋友写一封信，解释自己需要从她朋友那里得到什么。这封信很长，充满了深刻的见解，但在我看来，最精彩的部分还是最后一行：“我需要空间。我不能再让自己受到伤害了。”这行文字帮助康妮找到了一个新的解决方法。

想象一下，如果你知道自己拥有一切智慧、掌控所有方向，你需要的所有答案就会埋藏在你的内心中。如果你知道你可以让自己摆脱墨守成规的窠臼，可以给自己一个很好的建议，可以让自己从长期困扰自己的闹剧中解脱出来，你会怎么做呢？在这里，我要告诉你，你确实可以获得这些看似遥不可及的解决方案。你已经拥有了你需要的、就埋藏在你生活故事里的智慧。

要做到这一点，你所要做的就是调节好你自己生活的新陈代谢。

构建我们的生活

想象一下，我带你来我家参观。在我们一起走进大门之前，我告诉你进去的时候绝对不要错过天花板，那可是意大利手工制作的，做工非常精细。我还告诉你，这些天花板非常牢固，它们在洛杉矶地区无数次的地震中幸存下来，从未受到任何影响。

再想象一下，当我们参观房子的时候，我一直指着天花板给你看。我可能会向你展示这些横梁是如何紧密地贴合在一起的，并分享更多关于制作出这一杰作的工匠的信息。我们就这样在房子里来回参观了一会儿，然后我会把你送出门和你道别。现在，想象一下当我们走到屋外，我突然问你："你觉得地板怎么样？"

你肯定会非常不解，因为我没有给你介绍过地板。我预先给你设定了一个"天花板"的框架。设定框架是指你将某人的注意力引向了一个特定的细节。作为你的故事的叙述者，你需要做好故事的框架设计。

设定故事框架很重要，因为我们往往不会停下来思考故事的要点。或许我们没有足够的耐心去问一个还没有答案的问题。结果，我们把注意力放在了错误的事情上。我们只关注了无关紧要的细节。

我们盯着天花板看，而实际上真正重要的是地板。

在你写作的时候，以“我告诉你这是因为……”这句话来构建故事框架是很有用的，因为如果你对这个问题的答案不确定，你最好多花点时间思考一下。如果你想不出答案，这些细节或故事就必须去掉。

现在，我想问你一个问题：你是如何设定自己的生活的？你是否注意到了错误的事情？你是否在无关紧要的事情上花了很多时间？

写作可以帮助你厘清这些杂乱无章的问题。

我每周至少三次会和别人在某个地方谈论社交媒体的问题。大多数人都说他们需要减少使用社交媒体的时间，但是鉴于社交媒体似乎不会那么快就消失，我的问题总是：“在如何构建我们的生活方面，社交媒体能教会我们什么？”

写作的局限性

对我来说，在这里讲明写作过程的局限性是非常公平和必要的。比如，写作不能治愈癌症。当我们所爱的人离去时，写作并不能让他们回来。写作也不能阻止生活中的一些伤害——失去配偶、失去孩子、失去梦想。这些似乎都是人类生活经验中不可避免的一部分。如果说有什么不同，那就是写作能让我们接触到人类这些不同的经历，这可能会让我们更加清楚地意识到痛苦，而不是减少我们的痛苦。我非常想告诉你，写作是一颗灵丹妙药。这样一来，这本书肯定会大卖特卖。但是，这绝对不是真的。

我有个朋友叫贝丝，大约在八周前，就在她准备生下第一个儿子的时候，她突然失去了亲爱的丈夫亚历克斯。听到这个消息，我立刻取消了所有的计划直奔机场，从洛杉矶飞往纳什维尔，去陪伴她。失去亚历克斯是她迄今为止经历的最大悲剧，但这并不会影响贝丝的过去和未来。我经历的任何悲剧与她的相比都相形见绌。

我和她在一起的头几天，她几乎不说话，就算说话，也总是一遍又一遍地重复同样的话（“他在哪儿？”和“他什么时候回来？”）。但是慢慢地，随着事实的真相逐渐浮现出来，她就开始回过神来，回想起亚历克斯的一言一行。朋友们纷纷来到她的家里，我们讲着亚历克斯的故事，谈论着我们喜欢他的地方，嘲笑着如果他在场，那他会说些什么。

有一次，贝丝问我是否可以开始把这些事情写下来——他在晚餐时为狗狗写的歌、他在客厅里编的爵士健美操。人在悲伤状态下，记忆力不是很好，所以我会时不时地给她发小纸条提醒她别人都说了些什么，这样她就可以回头再读一遍。随着时间的推移，贝丝也开始这样做——写下自己的想法和感受，记录下她孕期最后三个月和生下他们的儿子的过程。

确切地说，她的笔记就是零零碎碎的记忆碎片。我们的写作可以反映出我们处理事物的能力。随着时间的推移，它们就变成了连续的回忆片段。它们不能让亚历克斯死而复生，它们没有这种能力。但是，随着时间的推移，我们的文字确实会在一些悲伤的事情中给我们带来最低程度的安慰。

写作并不适合所有处于心理创伤和悲伤中的人。但是，当你的内心驱使你写下一些事情的时候，这往往是它在邀请你去接受某种程度上的治疗和促使你摆脱当下的处境。当文字出现的时候，写作生活就会把我们拉回到那件永远无法被夺走的东西上，即我们内心的声音。写作不是万灵丹，但是它确实会让我们重新与自己的记忆联系起来，让我们的独特经历变得有意义，有时还会说出我们觉得在其他地方都无法说出的真相。

随着时间的推移，随着我们的生活不断地新陈代谢，我们确实会找到一种方法，把我们经历中的最重要的部分带在身上，把那些拖累我们的部分抛在脑后。幸运的话，我们甚至可以在难以承受的损失的海洋中找到一些小小的、意想不到的营养物质。

14

写作是心灵成长的方式

文字塑造了我们现在的样子，也塑造了我们将来的样子。

The Power of Writing It Down

A Simple Habit to Unlock Your Brain and Reimagine Your Life

想想看，我们是多么努力地去记住那些我们记不住的事情，真是太疯狂了。我们的生活过得很快，我们一天中所做的大部分事情就像白噪声一样消失在我们大脑中。你还记得上个星期四你做了什么吗？一年前的今天呢？你也许可以猜测一下当时你在哪里，和谁在一起，或者你在做什么——但是你真的还记得吗？

关于你的生活，你还记得什么？你上一次感到快乐是在什么时候？你上一次感到崩溃又是在什么时候？研究表明，比起第一个问题，你更有可能回答出后面的第二个问题。负面情绪会在我们的大脑中留下深刻的印记，并被我们的身体所记忆，这样它们就可以一遍又一遍地重复播放。快乐、和平和爱等积极情绪并不总是会产生同样的影响。

当你走到生命的尽头时，你想只记住这些消极的事情吗？你想记住哪些事情呢？

我们写下的都是我们记得住的事情。在某种程度上，文字就像一个时间胶囊，一条生命线，可以引领我们回到记忆中最美好的事情上。一小段爆米花般的断断续续的文字就像一条小径，我们可以沿着它一直走下去，这样我们就永远不会在我们正在走的路上迷失方向。文字可以帮助我们更清楚地认识自己。文字可以帮助我们记住我们是谁，我们来这里是为了什么。文字也可以帮助别人记住我们。

我们的文字会超越时间和空间，一直留在世上。

这就是我写这本书的原因。这就是有人会去写书的原因。书本身可能不值一提。写书可能是一个漫长而曲折的过程，也看不到任何出路，也可能毫无意义。这是我们在用生命，用我们手中的笔去冒险，到最后可能一无所获。但是，你们最好相信，我正在努力试着让它变得有意义。

这就是为什么你也梦想着把文字写在纸上，却不知道它们会把你带到哪里去。因为文字可以帮助我们记住我们早已忘记的那部分自我。因为文字在指引着我们，也指引着我们身后的人。因为相比我们在这个世界上投入的所有精力、努力、爱和激情，文字是我们能够留下的最持久的东西。

为什么我还在坚持写作

我们很容易就会放弃写作，无论是那些走上这条道路、把写作当成自我发现的方法的人，还是那些获得巨大成功的作家都曾和我这样说过。最简单的做法就是走开，放弃写作，把写作留给那些“天生就擅长写作”的“真正的”作家好了，不要管他们是谁。

那么，我们为什么还要继续写作呢？当一个作者给我发邮件说他想放弃的时候，我该怎么跟他说呢？

我向这位作家讲述了安妮·弗兰克（Anne Frank）的私人日记的故事。安妮是一个年轻的犹太女孩，生活在第二次世界大战期间，后来在战争中去世了。这本私人日记现在已经被全世界一代又一代的学生读过了，这些文字是一个13岁的女孩写的，当时她根本不知道自己在写什么，她甚至在日记里发表了类似的评论。

> 写日记对我这样的人来说是一种很奇怪的经历。不仅因为我以前从来没有写过任何东西，而且在我看来，以后无论是我还是其他人都不会对一个13岁女学生的文字感兴趣。这没关系。我就是喜欢写。

这本书已经售出了3000多万册，被翻译成了70种语言。但安妮·弗兰克知道她的文字会被如此广泛地阅读吗？还是她只是想写作呢？尽管在这个过程中会遇到一些挑战，但是如果我们能克服我们的文字需要被数百万人阅读的想法（或者我们害怕别人会阅读它们），我想我们也会喜欢写作的。

对于我们大多数人来说，只有在我们不再过于看重这个世界的时候，才会意识到我们有多么重要。到那时，也只有到那时，那些一直试图通过我们来表达的文字和思想才会最终出现。

我的一个客户戴维在美国印第安纳州波利斯市的一起离奇犯罪案中不幸失去了他的妻子阿曼达。他们有一个15个月大的儿子，而且当时她还怀着他们的女儿，已经有13周了。所以，戴维那天失去了两个挚爱——他的妻子和女儿。阿曼达死后，戴维找到了一大摞阿曼达的日记，并开始阅读她的日记。这是她的遗物。她在不可思议的悲剧发生后留下了一件宝贝。

这就是把我们的话写在纸上后产生的力量。这是我们离世后留下的一小部分遗产。

如果你一想到有人会在你离世后读你的日记，就会像我一样害怕，你会喜欢下面这段故事的。在我和戴维会面后回家的飞机上，我给我妹妹发了短信，让她保证如果我有什么不测，她会毁掉我写的每一本日记。我知道这是在开玩笑，但同时我也在想，阿曼达是一个多么了不起的人啊，我去世后，我的日记可能会不那么讨人喜欢。

我一回到家，就径直走到书房，打开我的书桌抽屉，开始翻阅旧日记，思索着我在过去的日子里都写了些什么，以及这些日记会对我有什么影响。我突然发现了一篇日记，它让我喘不过气来。

我在本书中谈到过很多次，当时我陷入了一段被虐待和受控的婚姻中。在那段婚姻中，大部分时间我都没有写日记。我失去了自由说话的权利，我害怕如果他发现我写的东西会对我不利。但是，在一页主要是购物清单、待办事项清单和一些随意涂鸦的纸上，我潦草地写着一句话，模糊得几乎看不清："爱之深，恨之切。"

老实说，我也不确定我是在说他恨我，还是我恨他，也许两者都有。对我来说，我之所以把这个故事和戴维的故事放在一起讲，是因为文字就像时间胶囊，会告诉我们在某个时间点上正确的事情不一定永远是正确的。随着文字的演变，我们也在进化。随着我们的进化，文字也在不断地演变。当我们回顾自己所写的文字时，我们就会看到自己已经走了多远。

如果你离世后你的日记被留下了，他们会说什么？我们使用的词汇能透露很多关于我们自己的信息。我这么说并不是为了让你感到羞愧，或是让你不敢诚实地写日记。我这么说是想提醒你，我们生活中那些显而易见的、日常的时刻，往往都有不同寻常之处，比如，那个13岁女孩安妮·弗兰克的作品，印第安纳州波利斯市一位虔诚的妻子和母亲的思念和祈祷，购物清单下面的一句哲语。我说这些是为了提醒你，在你的生活中，那些看似平凡的事情可能比你想象的更值得你长久地注视。

如果你从来不把文字写下来，你又怎么知道呢？

关于影响力

每一代人所做的选择至少在当时是被允许的，甚至可能是好的。直到后来，当我们回过头来才会思考当时我们到底在想什么。有一些很明显的例子，比如大屠杀，但也有一些更简单的例子，比如我下面要和你们分享的例子。

对我这一代人来说，典型的例子之一就是“网红文化”。总有一天，当我们回首往事时，我们会想，当我们把某些人捧为英雄、贵宾、名人——随便你怎么称呼，仅仅是因为Instagram上他们的名字旁边有某种蓝色的标记时，我们到底在想什么。仔细想想，整件事都很荒谬。

需要明确的是，想要成为一个“网红”或“有影响力的人”并不是一件坏事。当你真正倾听别人的时候，你会听到几乎每个人都在表达对世界产生影响的愿望。这对你和我来说可能不一样，但我们都不想在离开这个世界后被人遗忘。甚至是最顽固的罪犯也会表现出一种扭曲的想法，他们之所以犯下滔天大罪就是为了让人们不要忘记他们。

但是问题依然存在，成为一个有影响力的人意味着什么呢？恐怕在某个时候，我们对这个问题的回答都是错误的。

花一分钟想想对你的生活有深远影响的那个人。这个人也许是你的父母、兄弟姐妹或者你高中时的老师。或者，对你来说，你也许根本就不认识这个人。也许你受到了那些真正的社会焦点人物——名人或公众人物，比如朱莉娅·卡梅伦（Julia Cameron）或米歇尔·奥巴马（Michelle Obama）的影响。

影响他人是指对他人的生活产生变革性的影响，成为他人故事中的一员。如果你能想到一个对你的生活有影响的人，我想你就会发现我说的都是真的。这个人已经对你的性格、成长或行为产生了影响。根据这个定义，我敢肯定 Instagram 上的一些“网红”是真正有影响力的。但我猜测，这些“网红”除了让粉丝相形见绌，或嫉妒一个虚假的现实之外，并没有影响任何人做更多的事情。这是很可悲的事情。

更可悲的是，我们这些知道这一点的人仍然以某种奇怪的方式、渴望成为那些“网红”。我们发现自己在模仿他们：完善和提炼我们的照片和标题，编造生活故事，直到我们呈现给世界的东西与我们的真实生活完全不同。我们感到这些与自己脱节了，与周围的世界脱节了，也越来越与我们真正的力量脱节了。这是我们中的某些人带来的唯一“影响力”。这真是一个悲剧。

庆幸的是，文字能让我们重获力量。如果我们能学会利用它们说出真相，我们就能超越在社交媒体上获得关注、点赞和评论的幼稚需求，我们就真的能够成为一个有影响力的人。第一种影响似乎很有诱惑力——吸引了很多人的关注，但这只是一种表面现象。第二种影响则是不太关注有多少人在关注我们，而是更多地关注我们提供的信息。文字是如何塑造他们的？又是如何塑造我们的？

你希望你产生的影响是广泛的，还是深刻的？

如果你想成为一个有影响力的人，如果你想让你生活中的一些东西留传下来，你的眼光就必须超越你的“平台”。平台可以发展，但也会消亡。你脚下的平台可以在几秒钟内就被拆除。我知道这些是因为这种事情发生在我身上，我也目睹了这种事情发生在我的客户身上。我还看到客户为了拯救他们的平台几乎出卖了自己的灵魂，结果导致了自我毁灭和损害。

我们不适合站在舞台上。聚光灯也不是我们真正想要的。我们想要的是与另一个人脚对脚地站着，手掌对着手掌，互相直视对方的眼睛。写作会帮助你做到这一点。

对你们中的一些人来说，这将是第一次体验。

文字是一种很好的表达方式，可以连接你内心的人性，并发现他人的人性。但不是说随便什么文字都可以。这些文字必须要简单，必须让人能够理解，必须是你自己的，必须是真实的。这是表达性写作送给你、你的家人和你的后代的礼物。当然，这需要一些时间。是的，空白页是相当令人沮丧的戏剧性效应。当然，这一路上你会有一千次想要放弃。

但是，还有什么比这更值得呢？

文字给我们的礼物

我们离开这个世界后，很少有东西能继续留存下来。我们的物质财富会被家庭成员和近亲分掉。我们的钱会作为遗产传给别人，最终也会消失。我们希望自己能留下一些爱和灵感，但我们如何能确保我们在有生之年高举的火炬会被后代传递下去呢？文字能帮助我们做到这一点。

大多数人都不知道，约翰·斯坦贝克在写《伊甸园之东》（可以说是20世纪最伟大的小说之一）时，一直通过给他的编辑帕特写私人信件来激励自己。这些信件后来被汇编出版，成为一部名为《小说日记》（*Journal of a Novel*）的作品。这是一部很短的作品，像日记一样，是按日期而不是章节划分的。在书中，斯坦贝克坦率地讲述了写作过程以及他对这本书的期望，他对自己作为作者的犹豫，甚至偶尔还有一些与这本书无关的生活细节，比如他如何和妻子去百货商店看草毯。

这是对写作生活的完美描绘：平淡而真实，同时复杂而深刻。

尽管斯坦贝克的这部作品可能是他所有作品中最不为人所知的，但他的文字给我、我的团队、我们的客户以及任何参加工作坊的人都留下了持久的印象。他的话是我们希望的灯塔，提醒我们应该关注什么，以及为什么我们所做的事情很重要：

> 我选择把这本书写给我的儿子们。他们现在都还是小男孩，

如果我不告诉他们……他们永远都不会知道他们是从我这里来到世界上的。如果说这本书是写给他们的，那是有充分理由的。我想让他们知道这是怎么回事，我想直接告诉他们，也许通过直接与他们对话，我也可以与其他人对话。

唯一能让我们有机会与他人对话的方法就是先与自己对话，和我们的孩子，和我们最亲近的人，和我们最爱的人对话。你可能会觉得分享你生活中最软弱的细节是一件太过温柔和私人的事情。对此我要说，这是我唯一想读的文字。这些文字才是唯一重要的东西。

把那些“平台”忘了吧，写作才是你心灵成长的方式。

塑造世界

文字不仅是我们留下的遗产，而且还塑造着我们生活的世界。不管是好是坏，在我成长的过程中，每天早上上课时我都要背诵《主祷文》(*Pledge of Allegiance*)。作为福音派基督教的信徒，我还阅读甚至背诵了部分希伯来经文。直到现在我还能完整背出《新约·雅各书》(*New Testament Book of James*)的第 1 章，大概有 1 500 字。

在家中，我和孩子们一起读了《贝伦斯坦熊》(*Berenstain Bears*)、《青蛙与癞蛤蟆》(*Frog and Toad*)和《阿米莉亚·贝迪莉亚》(*Amelia Bedelia*)，最后我自己读了《保姆俱乐部》(*Babysitter's Club*)和《纳尼亚传奇》(*The Chronicles of Narnia*)。这些文字在我的大脑中开辟了神经通路的高速公路。它们帮助我形成了对世界的看法和理解。你只要知道我读过的书，就能很好地了解我是谁以及我的成长经历。

塑造我们每个人的世界的文字是不一样的。你有没有想过是什么文字塑造了你的性格？对你来说，也许每晚睡前读的是关于圣雄甘地（Mahatma Gandhi）的文字，也许读的是《古兰经》（*Koran*）或者《托拉》（*Torah*），也许读的是亚伯拉罕·林肯（Abraham Lincoln）的《葛底斯堡演说》（*Gettysburg Address*）或者天主教的教义问答，也许读的是拜伦（Byron）、玛丽·奥利弗（Mary Oliver）或约翰·怀特（John white）的诗。或者，你可以引用克里斯·法利（Chris Farley）每部电影中的每句台词。

不管是谁，想想如果没有他们的话你会变成什么样。现在想想，印在你衣服上的那些文字可能是某人在单调乏味的日常生活中写出来的：他们在邮局或必胜客工作时，他们在 Radio Shack 上卖电子产品时，他们住在纽约或艾奥瓦州的小公寓时，他们在分手时，或者他们在为家人做晚饭时，或者他们坐着面包车周游全国的时候。

塑造我们生活的世界是一件很简单的事情。一切从我们自己开始，从家开始，从我们最爱的人开始。文字不是什么有魅力的东西，但是千万别搞错了：文字塑造了我们现在的样子，也塑造了我们将来的样子。

塑造世界，拯救自己的生命

塑造世界是一件崇高的事情，这是很重要的；我相信，我们有责任让我们所在的社区变得更好。我们要确保在自己的一生中产生积极的影响。我们要批判性地、仔细地思考如何服务于更崇高的利益，而不是如何服务于我们的个人利益。然而，我需要强调（并反复强调）的是，即使是塑造世界，也要从拯救我们自己的生命开始。

还记得我在第5章提到的的那个人吗？罗伯特，他用自己的文字救了自己的命。他的故事就很好地证明了写作的力量。它完美地展示了文字是如何首先塑造了我们，然后再通过涟漪效应超越我们自己，从而塑造了更广阔的世界。

说到这里，我不禁在想，在我写本书的时候，这个世界上发生了多大的变化。这不是因为我的文字，而是因为我们的世界在不断地变化，不管我们喜欢与否。我们的文字在这种变化中发挥了作用，即使它只是迫使我们去注意这种变化。

2020年，一场全球性的疫情爆发，进而改变了我们的生活方式。疫情造成的经济损失无法估量。在我的前半生中，我经历过的最大的一次社会动乱是一个名叫乔治·弗洛伊德（George Floyd）的黑人在美国明尼阿波利斯市被警察杀害。虽然他肯定不是第一个经历这种悲剧和不公正对待的黑人，但他的死亡（来自不同角度的录像画面）似乎以一种新的方式触碰到了美国社会的伤口。

以前不太关注这些事件的白人现在也开始关注了。黑人不得不再次为这400年来所受的压迫感到悲伤。他们感到了一种集体性的愤怒。我们正在进行一场期待已久的革命，这可能会让你感到不安，但这取决于你的态度，可能看起来很有希望，也可能更复杂。不管怎样，世界正在发生变化，我们的文字也在发挥作用，不管我们是否意识到了这一点。

与此同时，我丈夫和我即将迎来一个女儿。说到变化，我们这个世界的变化不仅是全球性的，还是个人的。我们的生活在不停地螺旋式前进。文字不仅能帮助我们追踪变化，而且能帮助我们参与其中。文字不仅帮助我们定义我们生活的世界，而且还以一种有意义的方式为这个世界做出我们力所能及的贡献。

我不禁想起了一个已经离世的朋友。在他不幸去世前，我在帮他写一本书。现在他的书再也无法像我们所规划的那样完成了。

他写的是一本关于毒瘾的书——这是他讲述自己故事的一种方式，同时也提高了人们对毒瘾的认识。在过去10年里，毒瘾已经成为美国一场全国性的健康危机。他曾经说过的最令我难忘的事情之一就是他对一个观点的反驳，即瘾君子需要跌到“谷底”，我们才能有机会拯救他们。说到这里，他会咆哮道：“毒瘾是唯一一种我们要等到它达到最高峰时才去治疗的疾病。”他坚持认为，我们要等到染上毒瘾的人跌到“谷底”时才进行干预，就像我们知道有一颗小行星正朝地球飞来，而且将把地球撞碎，却什么也不能做。

他是对的。为什么我们要等到事情已经糟糕透顶了，才去深究那些能够改变我们个人、我们生活的社区和我们周围世界的文字呢？

现在不做，更待何时？

每当我想起我的朋友在世时和我分享过的这段话，就不禁想到写作带给我的巨大痛苦和赋予我的伟大礼物。你只有身临其境，才能写出自己的文字。你不把自己的话写下来，就不能分享它们。有时候这样做风险很高，它有时会让人望而生畏，但是我们的文字中隐藏着可以拯救生命的智慧。

通过我们的文字，我们可以塑造一个我们想要生活在其中的世界；通过我们的文字，我们可以减轻自己的痛苦。难道这还不够吗？也许，我们也可以通过自己的文字减轻别人的痛苦，提醒他们做人是一种什么感觉；也许我们的文字可以使他们产生更深层次的共情；也许通过这个简单的魔法，我们在离开这个世界之后，还能留下一些自我的影子。

所有这一切都是通过写作的简单力量完成的。

The Power of Writing It Down: A Simple Habit to Unlock Your Brain and Reimagine Your Life.

ISBN:9780310359340

图书在版编目（CIP）数据

写作即疗愈 ：用文字改写人生 / （美）埃利森·凡伦（Allison Fallon）著 ；俞强译. -- 北京 ：中国人民大学出版社，2022.1
ISBN 978-7-300-30003-0

Ⅰ. ①写… Ⅱ. ①埃… ②俞… Ⅲ. ①写作－应用－精神疗法 Ⅳ. ①R749.055

中国版本图书馆CIP数据核字(2021)第220175号

写作即疗愈：用文字改写人生
［美］埃利森·凡伦　著
俞强　译
Xiezuo Ji Liaoyu : Yong Wenzi Gaixie Rensheng

出版发行	中国人民大学出版社		
社　　址	北京中关村大街 31 号	邮政编码	100080
电　　话	010-62511242（总编室）		010-62511770（质管部）
	010-82501766（邮购部）		010-62514148（门市部）
	010-62515195（发行公司）		010-62515275（盗版举报）
网　　址	http://www.crup.com.cn		
经　　销	新华书店		
印　　刷	天津中印联印务有限公司		
规　　格	148mm×210mm　32 开本	版　次	2022 年 1 月第 1 版
印　　张	7.5　插页 1	印　次	2022 年 1 月第 1 次印刷
字　　数	160 000	定　价	59.00 元

北京阅想时代文化发展有限责任公司为中国人民大学出版社有限公司下属的商业新知事业部，致力于经管类优秀出版物（外版书为主）的策划及出版，主要涉及经济管理、金融、投资理财、心理学、成功励志、生活等出版领域，下设“阅想·商业”“阅想·财富”“阅想·新知”“阅想·心理”“阅想·生活”以及“阅想·人文”等多条产品线，致力于为国内商业人士提供涵盖先进、前沿的管理理念和思想的专业类图书和趋势类图书，同时也为满足商业人士的内心诉求，打造一系列提倡心理和生活健康的心理学图书和生活管理类图书。

《情绪自救：化解焦虑、抑郁、失眠的七天自我疗愈法》

- 心灵重塑疗法创始人李宏夫倾心之作。
- 本书提供的七天自我疗愈法是作者经过多年实践验证、行之有效、可操作性强的方法。让阳光照进情绪的隐秘角落，让内心重拾宁静，让生活回到正轨。

《与情绪和解：治疗心理创伤的AEDP疗法》

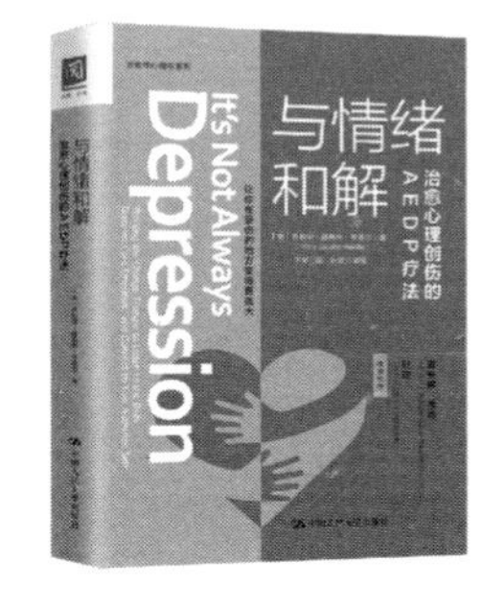

- 这是一本可以改变人们生活的书，书中探讨了我们可以怎样治疗心理问题，怎样从防御式生活状态变为自我导向、目的明确且自然本真的生活状态。
- 学会顺应情绪，释放情绪，与情绪和谐相处，让内心重归宁静，让你在受伤的地方变得更强大。

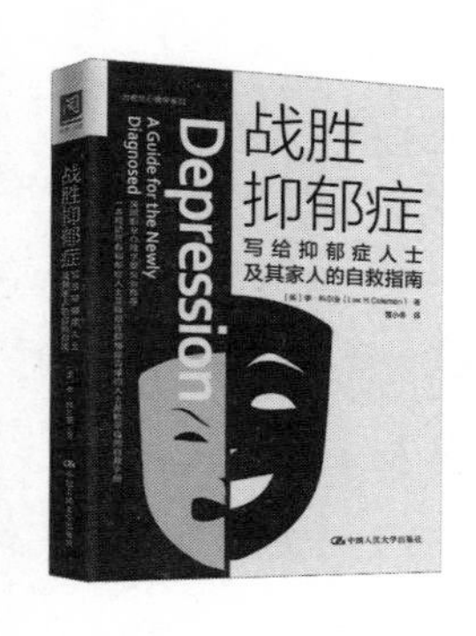

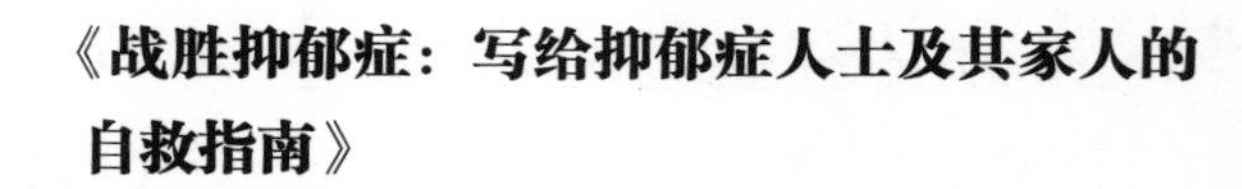

《战胜抑郁症：写给抑郁症人士及其家人的自救指南》

- 美国职业心理学委员会推荐，一本帮助所有抑郁症人士及徘徊在抑郁症边缘的人士重拾幸福的自救指南。
- 本书将告诉你面对抑郁症最正确的做法是什么，并指引你去寻找最佳的诊断和治疗。

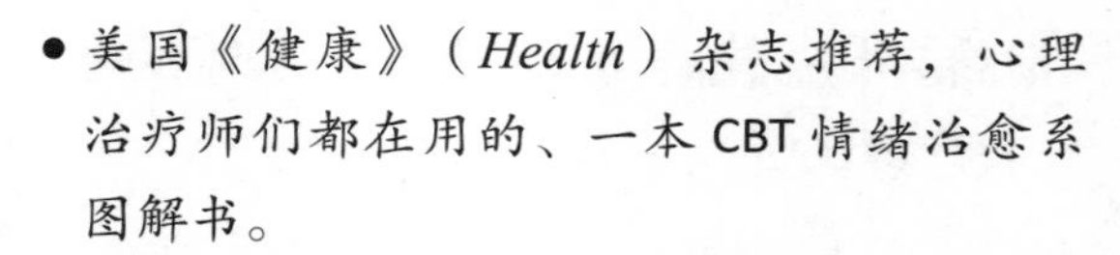

《幸福就在转念间：CBT情绪控制术（图解版）》

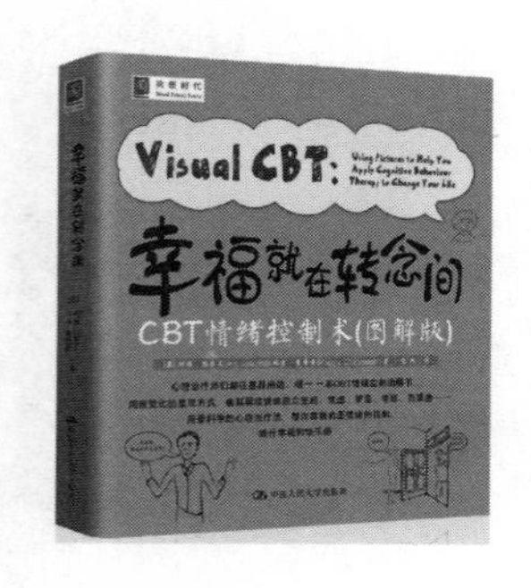

- 美国《健康》（*Health*）杂志推荐，心理治疗师们都在用的、一本CBT情绪治愈系图解书。
- 用视觉化的呈现方式，幽默解读情绪的众生相，有效帮助读者转变思维模式，控制情绪。
- 两名作者共同创办了认知行为治疗学院和CityMinds，拥有丰富的经验，并运用认知行为治疗和焦点解决短期治疗法，开创了综合治疗法。

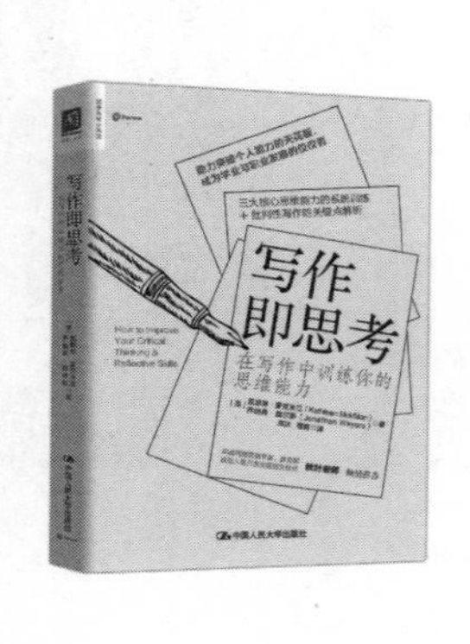

《写作即思考：在写作中训练你的思维能力》

- 实战网络营销专家、教育家，首批入选万名全国创业导师秋叶老师倾情推荐。
- 三大核心思维能力的系统训练＋批判性写作的关键点解析，助力突破个人能力的天花板，成为学业与职业发展的佼佼者。